Mein Löwenkind

Elena Pirin

Mein Löwenkind

Vom Abenteuer, ein Kind mit Handicap
großzuziehen

Patmos Verlag

VERLAGSGRUPPE PATMOS

PATMOS
ESCHBACH
GRÜNEWALD
THORBECKE
SCHWABEN

Die Verlagsgruppe
mit Sinn für das Leben

Hinweis des Verlags:
Dieses Buch beruht auf einer wahren Geschichte. Zum Zwecke des
Persönlichkeitsschutzes sind Namen und Gegebenheiten verändert worden.

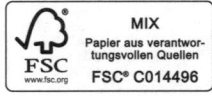

Für die Schwabenverlag AG ist Nachhaltigkeit ein wichtiger Maßstab ihres
Handelns. Wir achten daher auf den Einsatz umweltschonender Ressourcen
und Materialien.

Umschlaggestaltung: Finken & Bumiller, Stuttgart
Umschlagabbildung: iStock/Myrtille Bonnenfant
Gestaltung, Satz und Repro: Schwabenverlag AG, Ostfildern
Druck: GGP Media GmbH, Pößneck
Hergestellt in Deutschland
ISBN 978-3-8436-0767-4 (Print)
ISBN 978-3-8436-0768-1 (eBook)

Für meinen Sohn und all die anderen »Löwenkinder«, die ich durch ihn kennenlernen durfte.

Und

für meinen Mann, ohne den ich die spannendste Safari meines Lebens nie gewagt hätte …

In Dank und Verbundenheit an alle, die unser Kind liebevoll begleitet, gefördert und ermutigt haben.

Inhalt

»Mayday, mayday!«
Botschaften aus der Flasche

Ich habe ein Problem, ein ernsthaftes dazu. Während dieses Buch allmählich Form annimmt, erreicht mich die Nachricht, dass die Schulbegleitung für unseren Sohn ab nächster Woche vorbei sein könnte. Die Behörde verweigert die Finanzierung, obwohl das Schuljahr bereits vor Wochen begonnen hat. Der Brief kommt vom »Trägerverein«, der die pädagogischen Fachkräfte stellt, betroffen sind alle »Inklusions-Kinder« an Leos Grundschule. Meine Ohren rauschen, vor meinen Augen verschwimmt das Gelesene: Verschleppungstaktik seitens des Amtes, außerordentliches Krisentreffen, Protestaktionen, Vernetzung auf Kreisebene, die Elternschaft ist gefordert zu handeln ... Für einen kurzen Moment verlassen mich die Kräfte: Heute haben wir Montag. Soll das heißen, dass unser Drittklässler in einer Woche nach Hause geschickt wird? Oder dass er nicht mehr in diese Schule darf? Obwohl er vor einem Jahr hierher wechseln durfte? Wird ihn überhaupt eine andere »Regelschule« aufnehmen, oder muss er doch in die Einrichtung für »Körperbehinderte«, auch wenn sie derzeit randvoll ist? Muss er gar auf ein Internat, weil in Deutschland häusliche Beschulung nur in extremen Ausnahmefällen erlaubt wird?
Was bedeutet all das für mich persönlich? Werde ich ein weiteres Jahr dafür kämpfen müssen, dass unser wunderbares und einzigartiges Kind eine Schule besucht, in der es angemessen gefördert wird und sich angenommen fühlt? Muss ich ein wei-

teres Jahr wie ein Detektiv nach Therapien und Sportarten fahnden, die sich mit einer Regelschule vereinbaren lassen? Recherchieren, Netzwerke knüpfen, Telefonate führen, Begründungen schreiben, Begleitanträge stellen, Kind motivieren und fördern, um es inklusionskompatibel zu machen? Schaffe ich das? Wie soll ich nebenher noch Geld verdienen und gar ein Buch fertig schreiben?

Die gute Nachricht: Unsere Familie ist nicht vom Hunger bedroht. Was für ein Glück, dass Leo einen Vater hat, der für uns drei finanziell sorgt und tüchtig Steuern zahlt, aus denen hoffentlich Leos Schulbegleitungen finanziert werden! Wie gut, dass er ordentlich in die gesetzliche Krankenkasse blecht, damit Leos Therapien – und die anderer Kinder – bezahlbar bleiben! Möge mein lieber Mann weiterhin fit bleiben und nicht von einem Burnout in die Knie gezwungen werden!

Und jetzt die schlechte Nachricht: Als Mutter eines behinderten Kindes versuche ich seit über neun Jahren den Spagat zwischen Beruf und liebevoller Pflege. Ich bin dankbar für alles, was bisher möglich war! Aber in diesen Tagen komme ich mir wie ein Seefahrer vor, der auf offener See treibt und umsonst »Mayday, mayday!« funkt. Die Segel sind durchlöchert, der Motor stottert, das Navigationssystem lässt mich im Stich. Während ich versuche, mein Boot mit einfachem Kompass auf Kurs zu halten, lasse ich meine altmodische Flaschenpost durch die Wellen gleiten.

Möge sie irgendwo heil ankommen!

»Top oder Flop?«
Von der ersten Freude und der ernsten Frage

»Mama, bin ich behindert?«, fragt Leo.
Es trifft mich aus heiterem Himmel. Unser neunjähriger Schatz hat das Talent, die heikelsten Fragen in den unpassendsten Momenten zu stellen. Nicht jetzt, denke ich, wo wir gerade zur U-Bahn hecheln. Ich muss zusehen, dass er die Treppe heil herunterkommt, weil seine Beine noch schlafen. Sonst verpassen wir die Bahn, und dann fährt uns der Bus vor der Nase weg, und dann hat der Unterricht wieder ohne Leo begonnen ...
Sein Körper ist noch auf Standby, aber sein Geist ist schon auf Hochbetrieb. Mein Sohn lehnt an meiner Hüfte und sieht mich fragend an. Seine Augen kommen mir heute riesig vor. Er will eine Antwort.
»Behindert? Wer sagt denn so was?«, weiche ich aus, eine Spur zu schroff. Ich bin darauf nicht vorbereitet.
»Die Kinder. Alle in der Schule sagen das.«
Klingt er niedergeschlagen? Verzweifelt? Oder nur verärgert?
»Wer ist dieses ›alle‹?«, blöke ich ungehalten.
Ich muss den Schuldigen finden! Keiner darf unser Kind mit dem schlimmen »B-Wort« konfrontieren! Hatte man nicht im Mittelalter die Überbringer der schlechten Nachrichten geköpft? Nun ja. Wir leben zum Glück im 21. Jahrhundert.

An einem Frühlingsmorgen zehn Jahre zuvor:

Hoher Besuch vom Amt. Frau Morgenrot sitzt mit uns am Tisch, in der alten Wohnung. Wir trinken Kräutertee, alle drei. Mein Mann und ich hätten lieber Kaffee geschlürft, aber wir machen alles mit, was der Sache dienlich ist. Wir haben längst unsere Turbo-Lebensläufe eingereicht, unsere Herkünfte in den höchsten Tönen gepriesen, unsere Einkünfte offen gelegt, unsere Wohnung auf Vordermann gebracht. (Hoffentlich ist die Räuberhöhle nicht zu klein!) Kräutertee mit der zuständigen Sozialarbeiterin ist das geringste Übel! Wir wollen alles richtig machen, denn wir wollen vom Staat ein Kind bekommen. Natürlich ein Baby!

Bis jetzt haben wir Glück gehabt. Frau Morgenrot erweist sich als wirklich nett, wir haben sogar eine gemeinsame Lieblingskneipe. Wir senden auf einer Wellenlänge, wenn das kein gutes Omen ist!

Ich habe den Zwang, jeden Menschen mit einem Tier zu vergleichen. Frau Morgenrot erinnert mich an eine gemütliche Kurzhaarkatze, die in sich ruht und doch alles im Blick behält. Bevor sie geht, bittet sie uns um eine letzte Formalie: Wir mögen bitte ein paar Fragen beantworten. Eine Art Was-wäre-wenn-Katalog bezüglich des künftigen Kindes. Ihre Miene wird ernst, professionelle Betroffenheit löst den Plauderton ab.

Peinlich berührt gehen wir die einzelnen Punkte durch. Geschlecht, Hautfarbe, Nationalität, wir nicken alles ab. Weder ich noch mein Mann können feilschen. Wir erstellen ungern Einkaufslisten.

Beim Thema Krankheiten oder »sichtbare Behinderungen« geraten wir ins Stocken. Beim Thema »eventuelle Spätfolgen« stehen wir mit dem Rücken zur Wand. Hätten wir uns bloß besser auf das Gespräch vorbereitet! Würden wir ein Kind annehmen, dessen leibliche Mutter unter einer Psychose litt? Oder eine Mörderin war? Oder ihren Kummer in Alkohol zu ertränken pflegte? Oder sich mit Drogen vollpumpte? Mein Mann, der seine Nächte und Wochenenden den Kranken und Siechen in den Dienst stellt, kommt ins Grübeln. Und was ist mit mir? Als Kind hatte ich an die Gleichheit aller Menschen geglaubt. Die Guten ins Töpfchen, die schlechten ins Kröpfchen? Wo setzt man den Rotstift an?

Augen zu und durch.

Wenn ich Leo beim Einschlafen über den Rücken kraule, damit er zur Ruhe kommt, denke ich oft an seine ersten Stunden bei uns. Ich erinnere mich an die Euphorie des Anfangs. An die überwältigende Freude, einen Wonneproppen in den Armen zu halten. An unser Staunen über das Adoptionswunder, das uns nach kurzer Wartezeit widerfahren war. An die Dankbarkeit, einen eigenen Spross wachsen und gedeihen zu sehen.

An was ich mich heute nicht mehr erinnere: Ob sich damals etwas vom späteren Stolz ankündigte, der die Eltern überkommt, wenn der Sohn das erste Gehalt verdient? Meldete sich bei mir jene alberne Eifersucht beim Gedanken an das Hochzeitskleid seiner Künftigen? Sah ich gar vor meinem inneren Auge die pausbackigen Enkelkinder, die eines Tages natürlich folgen würden?

Vielleicht fühlte ich etwas von allem. Eine Art ontogenetisches Programm, das in mir ablief, der unbewusste Wunsch nach Erhaltung der eigenen Art.

Bei Darwin klingt alles so plausibel, eins baut auf dem anderen auf. Was ist aber, wenn das eigene Kind aus der »Art schlägt« und damit die Pläne der Ontogenese durchkreuzt?

Mama, bin ich behindert, hatte mich unser Sohn vor einem halben Jahr gefragt. Noch konnte ich ausweichen und mich in meine eigene Feigheit verkriechen. Noch konnte ich meine

Ängste und Sorgen abkapseln und eine muntere Miene aufsetzen. Doch mir war klar, dass Leo bald mehr wissen wollen würde, und dass ich mich seinen Fragen stellen müsste. Als er abends gegen den Schlaf kämpfte und ich seine rötliche Mähne mit den Fingern durchkämmte, hatte ich plötzlich einen verstörenden Gedanken. Was wäre aus Leo geworden, wenn er als Löwe geboren wäre? Wahrscheinlich wäre er längst von seinen Artgenossen oder von den Hyänen zerfleischt worden. Oder er wäre schlicht verhungert: Er kann nicht so schnell laufen, also würde er bei der Jagd leer ausgehen, er ängstigt sich vor Geräuschen jeglicher Art, also würde er in dauernder Alarmbereitschaft leben. Er braucht für alles, was mit den Händen und Füßen zu tun hat, doppelt und dreifach so lang – also würde er beim Zerteilen der erlegten Beute nur zusehen müssen. Und was wäre, wenn die Savanne Feuer finge – da würde er womöglich in den Flammen gefangen bleiben, weil er nicht rechtzeitig flüchten könnte …

Wie gut, dass er als Menschenkind geboren wurde.

Was ist aber, wenn das geliebte Menschenkind eines Tages erwachsen wird und weder ein eigenes Konto besitzen noch ein Gehalt bekommen darf? Und für immer auf fremde Hilfe angewiesen bleibt? Was macht so eine Erkenntnis mit den Eltern, was mit dem Nachwuchs? Welche Folgen hat das für die Interaktion von Familie und Gesellschaft? Was heißt es für uns konkret, ein behindertes Kind zu haben, heute und in der Zukunft?

Ich weiß nicht, ob in den nächsten Tagen die Frage mit Leos Schulbegleitung gelöst wird. Hoffentlich wird wieder das Unmögliche möglich gemacht, indem Schule und Hort personelle Löcher bis zum Umfallen stopfen. Ich tröste mich damit, dass dies ein politisches und technisches »Problem« ist, eine sogenannte Frage der Ressourcen. Da sind erst mal »die anderen« gefragt.

Was aktuell für mich als Mutter dringender erscheint, ist Antworten zu finden auf Fragen wie diese:

Wie macht man kleinen bangen Helden Mut? Wie nimmt man ihnen die Angst vor der eigenen Unzulänglichkeit und vor der Ablehnung der Umwelt? Wie zieht man ein Kind groß, damit es trotz seiner Einschränkungen die Neugier und die Lust am Leben behält? Wie bringt man einem heranwachsenden Menschen bei, dass er – bei allen Problemen – eine Bereicherung für sich und für die anderen ist?

»Na, Prost Mahlzeit!«, würde mein lieber Mann jetzt anmerken, säße er mit am Schreibtisch. »Du hast dir mal wieder was vorgenommen!«

»Na und?«, würde ich antworten. »Träumen kostet nix.«

»Mama, Papa, hört mal!«, würde Leo dazwischen rufen. »Bei uns im Traumland ist alles möglich!«

»Sie hat das Mutter-Gen!«
Von weisen Krankenschwestern und der Macht des Schicksals

Wir können nicht bestimmen, wann wir das Licht der Welt erblicken. Wir haben keinen Einfluss darauf, in welchem Land und in welche Familie wir hineingeboren werden. Mein Mann hat sich den Namen Enno nicht ausgesucht. So werden nun Mal ostfriesische Jungen seit Generationen genannt. Ich habe früher mit meinem folkloristisch anmutenden Vornamen gehadert, bis ich nach Deutschland kam und dessen Klang zu schätzen lernte. Es ist eben das Roulette des Lebens, das über den Verbleib unserer Keimzellen entscheidet, um das zu begreifen, muss man nicht Biologie studiert haben. Das Schicksal hatte entschieden, dass Ennos und meine Gene sich nicht durchmischen dürfen, sondern dass wir Zuwachs von außen bekommen. Irgendwo im Weltall wartete ein niedliches Wesen, ein kosmisches »Überraschungsei« auf uns beide.

Unsere einzige Möglichkeit, Einfluss auf den Zufall zu nehmen, war die Namensgebung. Sollte es ein Mädchen werden, wollten wir es Lea nennen, käme uns ein Junge ins Haus – hieße er Leo. Vielleicht warteten sogar Zwillinge draußen auf uns? Leo und Lea! Fast wie der Titel des berühmten Theaterstücks »Leonce und Lena«.

»Kommen Sie morgen früh um 8.00 zu uns ins Adoptionsamt. Es ist ein Junge! Vier Wochen alt!«

Der Anruf erreicht meinen Mann mitten in einem Notarzteinsatz. Mich – während einer Tagung. Tränen der Freude auf der Uni-Toilette. Mein herrliches Geheimnis, ich darf es keinem aus dem Fachbereich verraten, weder meinem Professor noch meiner Kollegin, mit der ich die Tagung organisiert habe! Ich schaffe es nicht, die letzten zwei Vorträge mitzunehmen, geschweige denn das abschließende Abendessen. Ich muss dringend hier weg, um mit Enno zu reden. Eine Notlüge muss her. Es hinterlässt keinen guten Eindruck, wenn die hoffnungsvolle wissenschaftliche Mitarbeiterin ihre erste internationale Tagung im Stich lässt, und zwar kurz vorm Abendessen. Zum Teufel mit dem Uni-Zirkus! Das echte Leben ruft mich!

Enno wartet schon unten auf mich, er hat heute dem »echten« Leben bereits ins Auge geblickt, als er eine Zweijährige aus einem Gartenteich herausfischen und reanimieren durfte. Es ist natürlich gut ausgegangen, denn es ist unser Glückstag! Wir bekommen ein Baby, einen Leo, da muss man vor Freude auf dem spärlich beleuchteten Campus tanzen. Wir möchten es gern in die Welt posaunen, aber wir müssen vernünftig bleiben, wir werden bis morgen dichthalten, sonst platzt der Traum. Erst mal den kleinen Erdenbürger persönlich begrüßen und dann die große Anrufaktion starten.

Unsere Wohnung erscheint uns an diesem Abend sehr eng. Mein ostfriesischer Gatte, der sonst gern auf dem Sofa entspannt, tigert wie ein eingesperrter Puma von Zimmer zu Zimmer, ich hinterher. Wir sind wie auf Koks. Wir haben nicht mehr an diesen Anruf geglaubt. Natürlich sind wir nicht vorbereitet! Es ist noch so viel zu organisieren, doch das ist kein Problem. Wir haben schon einiges zusammen durchgestanden. Wir sind Meister des Improvisierens.

Irgendwann nachts liegen wir endlich aneinandergeschmiegt im Bett und starren auf die blau gestrichene Decke. Wahrscheinlich denken wir das Gleiche: Wie wird unser Leo aussehen? Werden wir ihn lieben können, so wie er ist? Wie wird sich unser Leben in einer Woche anfühlen? Und in fünf Jahren? Werden wir überhaupt noch zusammen sein? Werden wir zu dritt unsere Traumreise nach Südafrika machen können? Irgendwann, bevor der Sohnematz in die Pubertät kommt, und wir noch nicht ergraut sind?

Ich liege lange wach. Während Enno längst den Schlaf der Gerechten schläft, kriege ich kein Auge zu. Es ist die Stunde des Wolfes, die Zeit, in der die Zweifel angekrochen kommen. Bin ich wirklich bereit, Mutter zu werden? Ich habe keine Schwangerschaftsvorbereitungskurse absolviert, habe keine Hebamme, die mich begleiten wird, keine Freundinnen, die gerade entbunden haben. Ich besitze ein einziges Buch über Babys, das ich zum Glück gerade noch fertig gelesen habe. »Friedliche Babys und zufriedene Mütter«, ein Mut machender Titel.

Wann ist man bereit, Eltern zu sein? Sind Muttergefühle in uns angelegt? Werde ich den Geruch des Kindes mögen, auch wenn es nicht in meinem Bauch gewesen ist? Wird meine Mutter, die kurz vor der Rente steht, frei bekommen, um uns in den nächsten zwei Wochen zu unterstützen? Ansonsten müsste mein Mann seine lang geplante Weiterbildung absagen, die über seine berufliche Zukunft entscheidet.

»Geht nicht, gibt's nicht«, klingelt in meinen Ohren der Lieblingsspruch meines Schwagers. »Morgenstund hat Gold im Mund«, gesellt sich als gutes deutsches Sprichwort dazu.

Irgendwann überliste ich die Zweifel. Das Einzige, worüber ich mir in dieser Nacht keine Sorgen mache, ist die Gesundheit des Babys. Wieso sollte mit unserem kleinen Leo, der auf einer unbekannten Säuglingsstation auf uns wartet, etwas nicht in Ordnung sein?

»Erzählt mir davon, als ihr mich zum ersten Mal gesehen habt«, bittet uns Leo in regelmäßigen Abständen. Dabei schmiegt er sich an uns an und steckt all seine Finger in den Mund. Das macht er bis heute noch.

Erinnerung ist etwas, an dem wir immer neu stricken. Heute bin ich sicher, dass ich an jenem unvergesslichen Morgen sofort eine unsichtbare Nabelschnur spürte, die mich und das zutrauliche Baby mit den Riesenaugen verband. Dieses Kind gehörte einfach zu uns.

Woran ich mich nicht so gut erinnere, sind meine »verbotenen« Gedanken: Etwas an dem winzigen Kerl in dem viel zu großen Kinderbett war ungewöhnlich. Ich konnte es in dem Moment nicht in Worte fassen, später sagte mir Enno, dass er das Gleiche dachte. Als ob wir uns nicht trauten, diesen Eindruck laut zu äußern, um den kleinen Leo nicht zu beleidigen. Es war ja nicht so, dass wir zahllose Neugeborene gesehen hätten. Auch kannten wir keine YouTube-Videos, die da hießen: »So sehen gesunde und muntere Neugeborene aus.«

Heute würde ich diesen ersten Eindruck so formulieren: Es wirkte so, als ob unser Kind in einer imaginären Hängematte hing und eine unsichtbare Rüstung um seinen kleinen Rumpf trug. Leo war da und doch nicht da. Erst rückblickend wird mir bewusst, dass er kaum gestrampelt oder mit den Fäusten gefochten hatte.

Aber er nahm uns wahr – das war deutlich zu spüren. Wäre er eine Katze gewesen, säße er hinter den Plexiglaswänden des Bettchens mit hochgereckten Ohren und wachen Augen. Er schien es zu mögen, von unseren Händen und Stimmen gehalten zu werden. Und als er die Flasche entgegennahm und sie nicht mehr losließ, wusste ich: Auch wenn dieser winzige Körper noch nicht ganz da war, so war dieser süße Mund vollständig in unserer Welt angekommen. Wer so einen Hunger auf Milch hatte, der wollte leben und kämpfen!

»Sehen Sie?«, sagte Schwester Ingrid zu Enno, als wir am nächsten Tag unseren Schatz abholen kamen: »Ihre Frau ist das geborene Muttertier! Die haben doch alle das ›Mutter-Gen‹! Beim ersten Mal starren sie hilflos auf die volle Windel, zwei Stunden später halten sie dir einen Vortrag über den Vorteil von Stoffwindeln gegenüber Zellstoff.«

Die weise Kinderkrankenschwester wusste natürlich nicht, wie schnell Enno die Pampers seines Neffen wechseln konnte und wie ungeschickt ich mich dabei anstellte. Das war auch egal. Ich hoffte vor allem eins: Dass unser Baby bis jetzt gut versorgt worden war.

Ich glaube nicht, dass meine Mutter sich großartig Gedanken über ihre Muttergefühle gemacht hatte, als ich auf die Welt kam. Und ich glaube kaum, dass meine Oma sie danach fragte. Oma war gekommen, um zu helfen. Es wurde gewickelt, gewaschen, gesungen, mit Schmalz eingerieben und nebenbei Wissen weitergegeben, von einer Generation an die nächste.

Das Erste, was das Adoptionsamt am Telefon wissen will, ist, wie es mir und dem Baby denn so ginge.

»Uns geht es wunderbar, Frau Horst!«, zwitschere ich möglichst munter in den Hörer.

Die Sozialarbeiterin, die uns jetzt »zur Seite steht«, heißt leider nicht mehr Frau Morgenrot, sondern Frau Horst. Es ist acht Uhr morgens, der fünfte Tag nach Leos Ankunft, ich habe gerade die zweite turbulente Nacht hinter mir, in der ich allein »Babydienst« geschoben habe. Meine Mutter hat zwei Nächte in

Folge »frei bekommen«, damit sie zu Kräften kommt. Ich muss sowieso für die Zeit nach ihrer Abreise üben. Mama und Baby müssen sich daran gewöhnen, zu zweit klarzukommen, wenn Papa Enno nachts anderweitig gebraucht wird.

Ich hoffe, dass Frau Horst sich nicht so genau nach Enno erkundigt. Denn ich weiß nicht, ob ein frisch gebackener Adoptivvater in den ersten Wochen weg sein darf, um eine Fortbildung zu machen. Zum Glück scheint das Amt davon auszugehen, dass mein Mann ganz normal zur Arbeit gefahren ist.

Ich berichte brav über meinen Tagesablauf mit Leo, doch Frau Horst gibt sich nicht mit Oberflächlichkeiten ab.

»Beschreiben Sie mir, wie Sie sich fühlen!«, werde ich aufgefordert.

Gut, dass das Video-Telefonieren nicht flächendeckend eingeführt ist! Sonst würde das Amt meine dunklen Augenränder bemerken. Dürfen frisch gebackene Adoptivmütter müde aussehen? Darf ich erzählen, wie oft ich heute Nacht Leo in den Armen gewiegt habe, wie oft ich ihm die Flasche gegeben habe und wie anstrengend das war? Würde mir das als unverzeihliche Schwäche angekreidet werden? Soll ich auch von den Glücksgefühlen berichten, die mich überkommen, wenn ich Leos zufriedenes Schmatzen höre oder seine Füßchen küsse?

Aber um Leo geht es weniger als um mich. Also erzähle ich irgendwas und merke, wie ich immer gereizter werde. Ruhig Blut!, ermahne ich mich. Die Sozialtante wird doch dafür bezahlt, misstrauisch zu sein. Denn woher kann sie wissen, dass wir wirklich keine Kinderfresser sind?

Als Frau Horst mit scharfem Ton nachfasst:

»Jetzt sagen Sie doch endlich, ob Sie sich über das Kind freuen!«, da platzt es aus mir heraus:

»Frau Horst – würden Sie an meiner Stelle jetzt »Nein« sagen?«

Endlich lässt sie locker, lacht etwas bemüht.

Als sie auflegte, machte ich mir Vorwürfe. Hoffentlich war es kein Fehler, so zu reagieren! Ein Jahr lang würde das Amt in Gestalt von Frau Horst kontrollieren, ob wir tatsächlich geeignet sind, Eltern zu sein. Ob unsere Bindung zum Kind und insbesondere meine Bindung zum Baby auch wirklich gelingen.

»Mach dich nicht verrückt, du hast alles richtig gemacht«, beruhigte mich Enno später am Telefon. »Ich hätte ihr an deiner Stelle erzählt, dass sie sich im Ton vergreift.«

»Ja mein Lieber, du hast gut reden. Nächstes Mal stelle ich Frau Horst direkt zu dir durch in den Notarztwagen.«

So schlich sich der erste Unfriede in ein Haus, das vom Auge des Staates bewacht wurde.

»Komm, war nicht so gemeint, mein Wiesel«, lenkte Enno ein.

»Hast du ihr erzählt, dass der Kleine sehr gierig trinkt und unruhig schläft?«

»Das ist normal für so ein kleines Kerlchen.«

»Na, dann ist alles gut! Ich freue mich auf euch.«

Natürlich ist alles gut, dachte ich trotzig. Man muss sich einfach aufeinander einstellen, das Baby kennenlernen, sich auf seinen Rhythmus einschwingen. Wer kann schon über Nacht zur Super-Nanny mutieren?

Und doch nagten erste Zweifel an mir.

»Von Behinderung bedroht!«
Von unschuldigen Wörtern und unheimlichen
Amtsbesuchen

»Na du kleiner Kämpfer?«, flüstert Frau Horst. »Du hast aber
dicke Bäckchen gekriegt.«
Mit Kleinkindern kann sie offenbar besser als mit Erwachsenen. Unsere Fachfrau vom Amt kniet vorm Kinderbett und
steckt Leo eine Rassel durch die Gitterstäbe zu. Wie im Zoo bei
den Affen, schießt es mir durch den Kopf. Nur dass unser kleiner Pavian den hohen Besuch keines Blickes würdigt und auch
nicht daran denkt, die Rassel in Empfang zu nehmen.
»Greifen tut er wohl noch nicht!«
War das eine Frage oder eine Feststellung?
»Doch«, widerspreche ich. »Wenn ich ihm das Fläschchen gebe,
reißt er mir das fast aus den Händen!«
Doch Frau Horst will auf etwas anderes hinaus. Sie verrenkt
sich vor dem Bett, schneidet Grimassen, winkt: Leo scheint sie
nicht weiter zu beachten. Als sie mit der Zunge schnalzt, dreht
er sich endlich zu ihr um.
»Hier, Spatzi, hier bin ich!«, schnippt sie mit den Fingern.
»Sehen Sie!«, sage ich erleichtert. »Er reagiert prima!«
»Na ja«, erwidert sie mit sonorer Stimme. »Aber angeguckt hat
er mich trotzdem nicht wirklich. Ist das Ihnen bis jetzt nicht
aufgefallen?«
»Mich guckt er schon an«, gebe ich mich ruhig. »Wir haben ihm
frühzeitig beigebracht, sich vor Fremden in Acht zu nehmen.«

Klar, ist mir aufgefallen, dass Leo lange braucht, um einen anzugucken, zu lange für seine zehn Wochen. Aber ist das nicht normal für ein Kind, das zu früh geboren wurde und bereits vor der Geburt einiges erlebt hat? Frau Horst hatte uns bei der Vermittlung doch gewarnt, dass der kleine Kämpfer einige Zeit brauchen wird, um anzukommen. Warum tat sie jetzt so überrascht? Oder wollte sie etwa andeuten, dass das Amt mit unserer Pflege unzufrieden ist und uns das Kind wegnehmen will? Doch meine Befürchtungen scheinen unbegründet. Frau Horst verabschiedet sich freundlicher als beim letzten Mal, lobt sogar im Rahmen ihrer Möglichkeiten die sich »anbahnende Mutter-Kind-Bindung«.

Eins hatte sie allerdings geschafft: Mich mit ihrem Verdacht zu infizieren, auch wenn ich nicht genau wusste, mit was für einem. Als mein Baby und ich wieder zu zweit blieben, schien alles wie immer: Ich sprach mit ihm, ich summte, sang, kitzelte, streichelte, massierte. Und doch dachte ich immerfort: Hat er mich wirklich angeguckt oder nur auf meine Geräusche reagiert? War Leo womöglich blind? Aber das hätten die Ärzte in der Neonatologie schon längst entdeckt! Sie hatten ja mehrere Wochen Zeit dafür. Wenn er allerdings keinen Sehschaden hatte, warum fixierte er so schlecht?

Als Enno anrief, um zu fragen, wie die »Inspektion« verlaufen sei, weinte ich fast in den Hörer. Er lauschte eine Weile, um abschließend eine seiner Enno-Beruhigungs-Pillen zu verabreichen: »Freu dich doch, mein Wiesel. Wenigstens ist er nicht taub!«
Er hatte ja recht.

Während Leo ein Nickerchen hielt, nahm ich mir seinen Entlassungsbericht vor und entdeckte auf der letzten Seite eine rätselhafte Fußnote: Empfehlung von Krankengymnastik. Bis spätestens zur achten Woche.

Wie konnten wir diese Zeile übersehen? Hatten uns die aufwühlenden Details über Leos Geschichte und seine dramatische Geburt so blind gemacht? Hatte uns der Gedanke an seine ersten Tage derart mitgenommen, dass wir diese wichtige Anmerkung überlesen hatten? Offenbar war diese Fußzeile auch der guten Frau Horst entgangen. Hoffentlich! Gott sei Dank, waren wir noch nicht zu spät dran.

»Du fängst ja früh mit dem Sport an, mein Kind«, ich kraule dem schlafenden Leo den Bauch. Er liegt auf dem Rücken, mit ausgestreckten Armen. Wenn er eins hat – dann Haare. Mit seiner dichten, rötlich-braunen Mähne sieht er zunehmend wie ein Löwenbaby aus. Gymnastik, das wäre eine gute Sache. Aber warum »Kranken«-Gymnastik?

Abends ruft Enno auf mein Drängen bei Sabine an, einer Ex-Kommilitonin, die gerade den Facharzt für Kinderheilkunde gemacht hat. Wir wollen uns nur mal pro forma über das Thema informieren.

Sie beruhigt uns. Krankengymnastik würde sehr häufig verschrieben werden, um rechtzeitig Haltungsschäden vorzubeugen und den lahmeren Kandidaten etwas Lebensfeuer unter die kleinen Hintern zu blasen. Je früher, desto besser.

»Was meinte sie denn mit ›je früher, desto besser‹«, hake ich bei Enno nach.

»Das sind Sätze, die man automatisch sagt!«

»Nein. Sie wollte uns damit etwas mitteilen, sie wollte uns nur nicht beunruhigen.«

Irgendwann platzt auch einem Enno der Kragen:

»Nein! Ich ruf nicht noch mal bei Sabine an! Und du auch nicht! Ich weiß, wie lästig es ist, nach zehn Stunden Krankenhaus zu Hause Telefondienst zu schieben.«

»Na gut.« Ich zeige mich einsichtig.

Zum Glück ist unser Kind im Zeitalter des Internets geboren. Die Suchmaschine zeigt für unseren Stadtteil mindestens drei Praxen für Kinder-Krankengymnastik an. Was für ein Luxus! Noch ahne ich nicht, dass dies erst der Beginn von Leos ausschweifendem »Luxusleben« sein wird.

Wann habe ich das Wort »behindert« in Zusammenhang mit unserem Kind das erste Mal gehört? Wenn ich mich nicht irre, geschah das während seines dritten Termins bei Frau Lustig, seiner ersten Krankengymnastin.

Zum Glück liegt das Behandlungszimmer im fünften Stock, und so kann ich mich gelegentlich in die Aussicht auf die Einkaufsstraße retten. Denn der Anblick meines halbnackten Babys in den Händen dieser Therapeutin behagt mir nicht. Ich höre Begriffe, die ich nicht verstehe, wie zum Beispiel Therapie »nach Bobath«, »nach Voita«, das finde ich aber halb so schlimm. Was mich mehr beunruhigt, ist der Kontrast zwischen ihrem Namen und ihrer Person. Frau Lustig ist zwar nett und aufmerksam, aber sie strahlt etwas Traurig-Verbissenes aus, das sich auf ihre Gesten und Worte gegenüber Leo überträgt. Sie hätte besser »Frau Traurig« heißen sollen.
Als er zum dritten Mal innerhalb einer halben Stunde aufjault und in Tränen ausbricht, wage ich zu fragen, ob das denn normal sei, wenn Babys während der Behandlung leiden müssen.
Frau Lustig lächelt gütig und sagt:
»Vertrauen Sie mir. Ich weiß, was für Ihren Sohn gut ist. Ich habe auch ein behindertes Kind.«
Die Arme, ist mein erster Gedanke.
»Was hat denn Ihr Kind?«, frage ich kleinlaut. So viel geballter Kompetenz kann ich schlecht widersprechen.

»Spastische Lähmung. Aber stärker ausgeprägt als bei Ihrem Baby.«

Erst im Fahrstuhl wird mir die Dimension ihrer Aussage bewusst. Diese Person hat mir gerade das Wort »behindert« um die Ohren geknallt, ohne Vorwarnung, ohne Auffangnetz. Spastisch gelähmt, das ist doch nicht unser Leo! Hastig schiebe ich den Kinderwagen durch die Fußgängerzone nach Hause, während Leo im Wagen brüllt. Ist das der Hunger oder sind das die Nachwehen der Krankengymnastik? Oder hat er mit seinen kleinen Ohren die lästerlichen Worte von Frau Lustig vernommen und wehrt sich jetzt vehement dagegen? Nein, mein Kind ist nicht behindert, denke ich, während ich einen der üblichen »Songs-to-go« vor mich hin trällere, damit der kleine Brüllaffe zur Ruhe kommt.

Ich kann definitiv nicht mehr sagen, weswegen ich Frau Lustig beim nächsten Mal die Freundschaft kündigte. Wegen ihrer »unverschämten« Behauptung oder weil mir ihre Therapiemethoden verdächtig erschienen. Heute frage ich mich, warum mich die Äußerung der Therapeutin derart aufgewühlt hatte. Vielleicht weil sie die Erste war, die ungefragt eine Diagnose stellte. Oder weil durch ihre Lippen das Wort »behindert« in unser Leben Einzug hielt. Warum hatte mich das »B-Wort« so auf die Palme gebracht? Geschah es nur aus Sorge um unser Kind? Oder aus diffuser Angst vor dem großen Unbekannten, was dieser Begriff in sich barg?

In meiner Muttersprache, dem Bulgarischen des real existierenden Sozialismus, kannte man das Wort »behindert« nicht. Die Menschen, mit denen man in der Regel nie zu tun hatte, hießen: »retardiert«, »verkrüppelt«, »invalid«, sie waren »blind«,

»taub« oder schlimmstenfalls »verrückt« oder »nicht richtig im Kopf.«

Der einzige »Invalide«, den ich kannte, war ein älterer Junge aus dem benachbarten Hochhaus. Es hieß, er hätte Kinderlähmung gehabt, und so sah man ihn immer an der Hand seiner Mutter die Straße entlanghumpeln, auf seinen dünnen spastischen Beinen, und immer dieses verzerrte Lächeln im Gesicht. Obwohl jeder wusste, in welchem Stockwerk die Familie wohnte, wusste ich kaum etwas über sie. Mir war weder bekannt, was die Mutter arbeitete noch in welche Schule der Sohn ging. Dass auch ein Vater dazugehörte, erfuhr ich erst nach Jahren – das war der elegante Anzugträger, der meistens ein paar Meter hinter den beiden wie rein zufällig lief und rauchte. Ich kann mich nicht erinnern, dass jemand mit diesem – in meinen Augen unglücklichen Gespann – jemals sprach. Und so zogen die beiden an der mitleidig schweigenden Nachbarschaft vorbei, die Mutter stolz erhobenen Hauptes und immer wie aus dem Ei gepellt, der Sohn irgendwelche unverständlichen Worte vor sich hin brabbelnd.

Spastisch-gelähmt! Würde ich eines Tages ebenfalls mit Leo an der Hand an unserer – mittlerweile gealterten – Nachbarschaft vorbeiziehen, und keiner würde mit uns reden? An so was durfte ich erst gar nicht denken.

Zum ersten Mal verheimlichte ich Enno etwas. Ich erzählte ihm zwar von dem Gespräch mit Frau Lustig, aber es ging nur um meine Zweifel angesichts ihrer Expertise. Ich steigerte mich regelrecht in meine Wut hinein.

»Gib der armen Frau noch eine Chance!«, bat abschließend mein weiser Mann.

»Aber nur noch dieses eine Mal!«, drohte ich. »Sollte unser Leo eine einzige Träne vergießen, ist Schluss mit ›Lustig‹.«

Nach dem nächsten Besuch bei Frau Lustig machte ich mich auf die Suche nach einer besseren Therapeutin.

Heute denke ich, dass sie womöglich eine sehr gute Krankengymnastin war. Vielleicht war die Wut, die ich damals empfand, eine Art Weigerung, mich mit einem unbequemen Thema auseinanderzusetzen?

Das »B-Wort« holte unsere Familie kurz nach Leos drittem Geburtstag ein. Nachdem unser Sohn, der süßeste Schatz dieser Welt, von seinem ersten Kindergarten »gekündigt« wurde, mussten wir nämlich zum Amtsarzt. Jugend-Psychiatrischer-Dienst hieß das Amt, wo Leo vorstellig werden sollte. Uns leuchtete der Sinn und Zweck dieser Untersuchung nicht völlig ein. War unser Kind psychiatrisch auffällig geworden, ohne dass wir das gemerkt hatten? Oder verbarg sich hinter diesem beunruhigenden Namen eine harmlose Anlaufstelle für jegliche »Entwicklungsabweichungen«? Sollte der zuständige Arzt lediglich entscheiden, ob unser Sohn ein »Förderkind« ist und damit Recht auf einen bezuschussten Integrationsplatz hat? Oder würde er auch eine klärende Diagnose stellen und uns längerfristig beraten?

Ich war sehr aufgeregt, muss ich zugeben, allein schon wegen des frühen Termins. Neun Uhr morgens, eine vierzigminütige Anfahrt mit Bahn, Bus und Kinderwagen, würden wir das schaffen? Auf dem Weg dahin fluchte ich, dass ich keinen Führerschein habe. Und dass mein werter Mann um das Leben anderer kämpfen musste, während ich für die Zukunft unseres Kindes allein fechten musste.

Jeder Termin vor zehn Uhr morgens bedeutete für unser lahmes Zweier-Gespann eine ziemliche Herausforderung. Ich betete in dieser Nacht, dass Leo nicht dreimal, sondern nur einmal wach würde. Dass er am Morgen nicht total verschnupft und nicht noch schlapper war als sonst. Dass er mir nicht dauernd aus den Händen glitt, wenn ich ihn anzog. Und dass sich seine Windel nicht mitten in der Untersuchung füllte!

Doch hinter diesen ganzen Sorgen verbarg sich gewiss eine andere Angst: Hatte man einmal den dunklen Behördenwald betreten, fand man womöglich nie wieder heraus. Mitgegangen, mitgefangen!

Natürlich wurden wir erst um zehn nach neun vorstellig. Und natürlich hatte Leo in aller Ruhe in die Hose gemacht, während er die Holzklötze wie in Zeitlupe aufeinanderstapelte. Natürlich war seine Nase komplett dicht, und der Speichel bildete dunkle Rinnsale auf seinem Pulli, denn ich hatte in der Eile sein Frotteelätzchen vergessen.

Im Nachhinein war alles nicht schlimm. Vielleicht war das sogar förderlich für den Erhalt des nötigen Papiers. Schlussendlich war der Termin erfolgreich – der medizinische Sachverständige war kein böser Hexer, der unseren Leo in den Backofen schieben wollte. Er war ruhig, sachlich, kompetent. Wir bekamen das nötige Gutachten, um einen geeigneten, von der Stadt teuer bezuschussten Kita-Platz zu erhalten.

Der Schrecken war eher anderer Natur. Er baute sich langsam auf und stieg unmerklich von Jahr zu Jahr, von Gutachten zu Gutachten. Schlafwandlerisch beantwortete ich bei jeder Untersuchung Frage für Frage: Wann lernte Ihr Kind krabbeln/laufen/sprechen? Schläft es durch? Kann es sich schon selbstständig anziehen? Manchmal kamen neue Formulierungen dazu.

Dabei wurde ich nie das Gefühl los, an einer heimtückischen Schatzsuche teilzunehmen, bei der man nicht wusste, ob man sich auf den gesuchten Schatz freuen oder davor gruseln sollte.

Denn um wirkliche Hilfe, Unterstützung, Erklärung oder Beratung ging es selten. Es ging vor allem um Klassifizierung und Etikettierung, damit das Problem einen Namen bekam. Dann wurde man als Eltern mit diesem Namen alleingelassen.

»Was kann er schon?«
Vom Gift des Vergleichs und der Kraft der Illusion

In den ersten Jahren des Lebens ist die Welt noch voller Möglichkeiten. Die Zukunft liegt vor einem wie ein Trichter – je weiter man vordringt, desto breiter die Öffnung. So denken jedenfalls die Eltern. Der kleine Mensch selbst kann mit der Zukunft noch nichts anfangen: Ob er laufen, sprechen oder »nur« liegen und auf die Wand starren kann – er erfreut sich am Leben, daran wie dieses schmeckt, klingt, sich anfühlt und riecht.

Erst in dem Moment, wenn die Erwachsenen fragen: »Was willst du werden, wenn du groß bist?«, bekommt das Kind eine leise Ahnung davon, dass es ein anderes, womöglich besseres »Später« gibt. Noch weiß der Knirps nicht, dass man für dieses »Später« gut gerüstet sein muss. Noch dürfen Dreijährige Prinzessin und Müllfahrer, Pilotin oder Tierpfleger sein, ohne dass jemand die Nase rümpft. Noch spüren sie nicht die Erwartung, die hinter dieser harmlosen Frage steckt.

Ich weiß nicht mehr genau, was Leo geantwortet hatte, als er das erste Mal nach seinen beruflichen Visionen gefragt wurde. »Baggerfahrer«, schätze ich. Der erste Beruf, den er mit etwa drei Jahren exzessiv ausübte, war jedenfalls »Lawinenhund«: Plüschtiere wurden auf Stühle geworfen, unter Sofakissen oder in Sandkästen begraben, um dann vom Rettungshund Leo geborgen zu werden. Es wurde auf vier Beinen gekrochen, gebuddelt, gerettet. Sein Papa und ich waren entzückt, aber auch etwas verdutzt. Warum musste unser Knirps unentwegt den Hund spielen? Mit Engelszungen redeten wir auf ihn ein, auch mal in die Rolle des zweibeinigen Bergwächters zu schlüpfen, denn für sein Alter war der Junge noch zu unsicher auf den Beinen. Was hätten wir nicht alles dafür gegeben, dass er mal aufs Sofa kletterte oder das winzige Klettergerüst auf unserem Spielplatz erklomm, wie dies dem zweijährigen motorischen Genie der Nachbarin gelang! Aber nein, Leo war und blieb ein Berner Sennenhund, der auf allen vieren kroch, auf dem Teppich lag, schnüffelte und alles anschleckte. Und dabei jede Menge Speichel absonderte!

Alle naselang war der Hund müde und musste von uns Zweibeinern getragen werden oder aber mit Schlitten oder Berglift kutschiert werden. Karre her, Kind rein.

Wir wussten natürlich von den Physiotherapeuten und den Ratgebern wie gut Krabbeln für die Motorik und für die neuronale Entwicklung ist, trotzdem spürten wir wachsende Ungeduld. War unser Sohn nicht zu faul? Redewendungen wurden aus der Versenkung geholt: »Übung macht den Meister. Ohne Fleiß keinen Preis. Wenn es Hänschen nicht lernt, lernt es Hans nimmer.«

Es ist doch der aufrechte Gang, der uns Menschen als Spezies ausmacht! Sowohl im Westen als auch im Osten hat man das schon in der fünften Klasse gelernt!

Wie gut, dass unser Dreijähriger so unbelehrbar in seinem Spielgebaren war! Heute frage ich mich, warum wir nicht in die Bedürfnisse unseres Kindes voll vertrauen konnten. Obwohl wir theoretisch wussten, dass Kleinkinder das selbstbestimmte Spielen wie Sauerstoff brauchen, weil es die einzig mögliche Art ist, sich die Welt anzueignen.

Wie ein langsam wirkendes Gift schlich sich das Misstrauen in die Fähigkeiten Leos ein. Ob er schon greifen könne. Ob er sich auf den Bauch drehen könne. Wie es mit dem Krabbeln aussehe. Und mit dem Hochziehen. Ob er sitzen, stehen, hüpfen, auf einem Bein stehen könne. Ob, ob und ob ... Unentwegt wurden die »Meilensteine der frühkindlichen Entwicklung« von den Fachleuten abgefragt. Das Adoptionsamt, die Ärzte, die Gutachter, die Physiotherapeuten, die Logopäden, die Ergotherapeuten, die Pädagogen – alle gingen ihren unsichtbaren, etwas unheimlichen Fragenkatalog durch. Es war wie bei den ersten mündlichen Prüfungen meines Biologiestudiums: Ich gab irgendwelche Fakten und Zahlen zum Besten, ohne zu wissen, welchen übergeordneten Zusammenhang sie ergaben. Allerdings ging es hier nicht um »Mehrzeller« oder »Biodiversität« – der Prüfungsgegenstand war unser Kind.

Bis zu Leos erstem Geburtstag stand fest, dass er hören und reden würde. Enno und ich atmeten auf, denn gibt es etwas Schöneres als ein Baby, das zum ersten Mal »Mama« sagt? Oder etwas Lustigeres als ein Knirps, der »Hoppe-Hoppe-Reiter« auf Papas Schoß singt und zum Schluss »fällt er in den Graben« grölt? Im unsichtbaren Fragenkatalog von Leos »Prüfern« rangierte die Sprachfähigkeit ganz oben, das spürte man. Aber reicht diese Fähigkeit aus, um die Anforderung an die Spezies Mensch zu erfüllen, unkte die Biologin in mir? Was hilft einem das Reden, ergänzte der Pragmatiker Enno, wenn man es nicht schafft, sich Brot und Wurst zu kaufen? Theorie war schön, aber was nützte uns das ganze biologisch-medizinische Wissen, das besagte, dass unser Hirn vieles kompensieren könne. Denn wer sagte uns genau, was Leos Hirn alles ausgleichen musste? Auf Stammhirn-Ebene, dort wo unsere Emotionen gesteuert werden, regierten bei uns Eltern die Angst und die Sorge.

Hätten wir anders reagieren können?

Ich würde gern in die Menschheitsgeschichte zurückreisen können, um zu sehen, wie es solchen lahmen Enten wie Leo in der Steinzeit ergangen war. Ich hoffe, sie durften in der Höhle hocken, um die Glut zu bewachen, während die anderen Pilze sammelten und Mammuts erlegten. Und ich hoffe, sie durften sich am Erbeuteten einigermaßen beteiligen. Das geistert mir jetzt durch den Kopf, wenn ich an den ersten »Pekip«-Kurs mit meinem Kind Leo zurückdenke.

Sieben kleine Nackedeis tummeln sich auf dem Boden. Mit seinen neun Monaten wirkt Leo nahezu erwachsen. Ich habe von diesem begehrten Babykurs erst vor unserem Sommerurlaub erfahren und zum Glück einen Platz ergattert. Die Kursleiterin Doris nimmt Babys jeden Alters auf, denn die fröhliche Mittdreißigerin ist selbst Kinder-Physiotherapeutin. Schon zweimal hat Leo bei ihr SI – »sensomotorische Integration« – genossen. »SI« klingt für mich positiv und wohltuend nebulös: Sensorisch, motorisch, integrativ. Hat etwas mit den Sinnen, mit der Bewegung und mit Integration zu tun. Ich weiß nicht genau, was wohin integriert werden soll, und ich will es auch nicht so genau wissen. Lass die Therapeuten doch Therapeuten sein! Ich muss nicht alles wissen, sondern einfach Mutter sein! Zum Glück strahlt Doris, die neue Krankengymnastin, wirklich Kompetenz und Zuversicht aus!
Ich bin froh, dass Leo diesen Raum bereits kennt: die weichen blauen Turnmatten, die gelben Wände, die roten Holzkisten mit all den Rasseln, Bällen und Gummitieren. Nichts wird unser scheues Reh daran hindern, in Kontakt zu anderen Artgenossen zu treten. Und ich werde bestimmt Bekanntschaften zu anderen netten Müttern knüpfen. Denn das hier ist keine ärzt-

lich verordnete Fördermaßnahme, sondern eine echte Freizeit-aktivität. Es ist sozusagen unsere erste richtige Kontaktbörse. Abgesehen von einigen Terminen an der Elternschule sind Leo und ich bisher vom »Sozialstress« verschont geblieben.

»Vermeiden Sie in den ersten sechs Monaten tunlichst Sozial-stress«, hatte uns Frau Horst vom Amt geraten. »Der kleine Wurm braucht Ruhe und keine Gafferblicke.«

Nun sind wir aber aus der Karenzzeit heraus, und ich werde mit dem kleinen Wurm wöchentlich hierherkommen.

»Seid ihr denn alle nackt bei diesem Herrn ›Pekip‹?«, fragt meine Schwiegermutter konsterniert, als ich ihr später am Tele-fon von »Pekip« berichte.

»Keine Sorge, die Leiterin ist eine Frau. Und Väter sind so-wieso keine dabei. Wir Mamas haben T-Shirts und Hosen an. Obwohl Bikinis sicher besser wären, denn warm ist es alle-mal.«

»Und was macht man die ganze Zeit bei so einem Kurs? Ich habe nie so etwas mit Enno besucht.«

Schade, ich hätte gern ein Foto des nackten Klein-Enno und seiner jungen Mama beim Pekip-Kurs in meinem Büro in der Uni.

Tja, was machte man da? Auf den Knien rutschen, zwanglos mit den anderen Müttern plaudern und sein Baby beim freien Spiel beobachten, und dabei so tun, als ob man nicht anwesend wäre.

Die Kursleiterin schickt eine große Plastikflasche ins Rennen. Die darin versteckten Murmeln klappern und rollen verführe-risch. Das perfekte Katzenspielzeug, denke ich, traue mich aber nicht, diesen Gedanken laut zu äußern. Ich will die andächtige Stille des Publikums nicht stören, außerdem kenne ich die Runde noch nicht gut genug.

Eifriges Robben beginnt, große Babyaugen, gierige Münder, erste Finger erreichen die Zielgerade.

Der Letzte im Bunde, der die Murmeln ins Visier nimmt, ist Leo. Langsam, aber systematisch, schiebt er sich vor, das Köpfchen mühsam hochhaltend. Es ist kein Krabbeln, sondern Kriechen. Er blickt nicht nach links und rechts, schaut keinen der Mitstreiter an. Die ganze Welt besteht aus dieser klappernden Plastikflasche. Als er endlich zum Ziel gelangt, haben sich die anderen Nackedeis schon vom Objekt der Begierde abgewandt. Leo rollt sich auf die Seite und greift zum Flaschenhals mit ungelenken Fingern. Jetzt hat er die Beute nur für sich!

»Sehr zielstrebig«, lobt Doris.

»Wie alt?«, erkundigt sich eine der Mütter.

»Wird in zwei Wochen neun Monate«, lächele ich.

»Und Ella wird in einer Woche sechs Monate«, schüttelt die Mutter stolz ihren Pony. Ella ist das zierliche Baby mit dem hellen Flaum auf dem Kopf, das als Erstes ans Ziel gerobbt war.

Ja, deine Ella ist die Klassenbeste, denke ich leicht genervt, und frage trotzdem bewundernd zurück:

»Wie bitte? Und sie kann schon so gut sitzen?«

»Ach, das beherrscht sie schon lange.«

In der Zwischenzeit ist die flinke Ella unbemerkt zu Leo geschnellt und hat ihm die Flasche entrissen. Gekonnt stützt sie sich auf den Unterarmen ab und hebt ihre winzige Brust wie eine junge Kobra empor. Jetzt liegt die Flasche direkt unter ihrem Kinn. Keine günstige Position, um die Beute mit beiden Händen zu verteidigen. Als ob sie Gedanken lesen kann, rollt sich Ella in den Sitzstand zurück und drückt die Flasche an ihren Bauch, mit beiden Händen. Sie kann völlig frei sitzen! Leo ist wie hypnotisiert – er starrt abwechselnd auf seine Beute und auf das blonde Kobramädchen, das ihm gegenüber sitzt und die

Flasche umklammert. Mein Kind liegt auf dem Bauch – oh Wunder! – und reckt den Hals empor, es sieht dabei nicht wie eine stolze Kobra, sondern wie eine Schildkröte aus. Sein Mund ist offen, ein dünner Rinnsal Spucke tröpfelt auf die Matte. Erst als die fröhliche Doris mir ein Taschentuch reicht und in ihrem munteren Singsang sagt: »Magst du das bitte wegwischen?«, beginnt Leo zu brüllen.

Mitleidige Blicke, betretenes Schweigen. Mein erster Impuls heißt »Beschützen«. Sofort landet mein entrüstetes Kind auf meinem Arm. Mutter-Gene sind stärker als Kriegergene.

Mein zweiter Instinkt sagt aber »Abwehren«. Im Raum befindet sich keiner, der Bulgarisch versteht:

»Nächstes Mal haust ihr eine und nimmst dir die Flasche zurück«, sage ich zu Leo in unserer Geheimsprache und grinse möglichst breit, damit keiner mitkriegt, was für eine darwinistische und chauvinistische Handlungsstrategie ich meinem Sohn gerade anbiete. Leo klimpert mit nassen Wimpern und grinst zurück. Wer weiß, vielleicht hat er mich verstanden. Die Kursleiterin grinst mit. Auch die Mutter von Ella schmunzelt erleichtert, als sie sich bei mir entschuldigt:

»Tut mir leid, Ella hat es bestimmt nicht böse gemeint!«

Sie braucht sich doch nicht für ihr sechsmonatiges Baby zu entschuldigen! Wer zuerst kommt, mahlt zuerst.

Bevor ich etwas sagen kann, meldet sich eine andere Mutter:

»Tja, die Damen von heute wissen, was sie wollen!«

»Mach dir nichts daraus. Mädchen sind einfach schneller«, flüstert eine andere mir zu. »Ich weiß es. Ich habe zwei Nichten. Und dieser kleine Scheißer hier heißt Marco, acht Monate alt. Gehört auch nicht zu den Schnellsten!« Die Frau hat kurze schwarze Locken und zwei Grübchen. Ihr Sohn Marco ist der knuffige Nackedei mit den blonden Locken.

Langsam finde ich zu meiner Stimme zurück:

»Unsere Jungs wissen halt, wie man es macht. Sie lassen andere für sich schuften.«

Die Frau mit den schwarzen Locken zwinkert mir zu.

»Ich bin Antonia. Und du?«

Der »Sozialstress« hat sich bisher gelohnt! Kein Wettrennen gewonnen, aber dafür eine Gleichgesinnte gefunden.

Vielleicht werden wir sogar Freundinnen?

Ein Freund! Ein Freund?

Vom scheinbaren Markt der Möglichkeiten

Wenn der kleine Marco bei uns zu Besuch war, verwandelte sich unsere Räuberhöhle in den glücklichsten Fleck auf Erden. Die beiden Zweijährigen passten gut zueinander, fanden Enno und ich. Marcos blonde Locken neben Leos brauner Mähne. Marco war motorisch weiter als Leo, dafür konnte unser Tapsi besser reden. Zwei Ungleiche, die sich perfekt ergänzten. Auch unsere Familien passten gut zueinander: Marcos Mama war Halbitalienerin und sendete auf einer Wellenlänge mit mir, Marcos Papa las wie Enno »Mare« und hörte abseitige Musik. Marco liebte es, die Welt mit seinen flinken Fingern zu zerlegen, eine große Lego-Karriere stand ihm bevor! Während er zwischen Wohn- und Kinderzimmer hin und her flitzte, hier einen Bagger hin rollend, dort einen Playmobil-Baustein aufsetzend, ging Leo seinen bedächtigen Sachstudien nach. Man kann nicht behaupten, dass die beiden wirklich miteinander spielten, aber sie genossen offenbar die Gegenwart des anderen. Marco bevorzugte die Vertikale, Leo die Horizontale. Ab und an erhob er sich vom Boden und taperte zu Marco, sich stützend an Wänden und Türen, reichte ihm ein Duplo-Männchen und redete auf ihn ein, wie eine Gattin zu ihrem hyperaktiven Mann.

Manchmal haute ihm Marco das Spielzeug aus der Hand, Leo reagierte dann mehr erstaunt als erbost. Er hätte sich eher in die Finger gebissen, als seinem Besuch an den Locken zu ziehen. Ich hätte mir auch eher in die Zunge gebissen, als Leos ersten und einzigen Spielfreund zu schelten, insbesondere wenn seine Mama dabei war. Ich wollte auf keinen Fall Antonia vergraulen. Nicht nur, weil sie zwei Straßen weiter wohnte, sondern weil sie im Begriff war, eine echte Freundin zu werden ...

Marco wurde gestillt, bis er acht Monate alt war, danach bekam er Flaschenmilch, weil Antonia wieder arbeiten ging. Dann brauchte er keine Flasche mehr. Nur wenn er bei uns zu Besuch war, durfte er am Fläschchen nuckeln. Aus Solidarität mit Leo, sagte Antonia. Ich mochte ihr strahlendes toskanisches Lächeln. Marco muss lernen, wie es ist, jüngere Geschwister zu haben, sagte sie. Dabei ist Leo kalendarisch drei Monate älter als sein Freund. Ich musste mich offenbar an solche Sätze gewöhnen.

Wenn die beiden Jungs Hundebabys spielten, war Leo besonders glücklich. Das ist eins der wenigen Spiele, bei denen Marco vergaß, dass er laufen konnte. Es wurde vergnügt auf allen vieren gekrochen, geschnüffelt oder an unseren Beinen geschleckt. Zum Schluss bekam jeder seine eigene Welpenflasche.

Es war selbstverständlich, dass Leo auf die gleiche Warteliste für die benachbarte Kita kam wie Marco. Allerdings war Antonias Sohn dort von Geburt an gemeldet und Leo erst seit zwei Monaten. Doch warum hätte es mit der Aufnahme nicht klappen sollen? Antonia und ich hatten mehrmals bei der Leiterin angerufen und sanften Druck ausgeübt, damit die beiden Freunde in einer Gruppe landeten.

Wann genau begannen unsere Wege auseinanderzudriften? Als Antonia die Zusage für die Kita bekam – und ich die Absage? Oder als sie mit dem zweiten Kind schwanger wurde, während unser Traum von einem zweiten Adoptivkind zerplatzte?

Die Leiterin der Kindertagesstätte stammelte, als sie mich anrief. Es täte ihr wirklich leid, aber sie mussten losen, der Andrang sei zu groß gewesen. Also war unser Kind durchs Losraster gefallen. Ich wollte ihr glauben. Trotzdem ärgerte ich mich, denn die Kita hatte einen guten Ruf und war nicht mal drei Gehminuten von uns entfernt. Drei Erwachsenen-Minuten. Mit Leo an der Hand hätte ich die Strecke in etwa fünfzehn Minuten geschafft. Wäre schön gewesen! Ich warf mir vor, zu viel über unser Kind verraten zu haben. Vielleicht hätte ich das eine oder andere motorische Manko verschweigen sollen? Vielleicht hätte ich unseren Spatz mehr anpreisen sollen?

Die nächste Kita, die infrage kam, lag etwa fünfzehn Erwachsenen-Minuten von uns entfernt. Mit der Karre wären wir in zwanzig Minuten da. Anständiger Ruf, ansprechendes Konzept. Die Leiterin hörte mir am Telefon wohlwollend zu. Und so hatte unser Zweijähriger bald sein erstes Bewerbungsgespräch vor sich.

Ich war aufgeregt wie vor der Verteidigung meiner Masterarbeit. Würde unser tapsiger Löwe die Kitaleitung mit seinem Charme einnehmen können? Würde er zum jahresübergreifenden Konzept der Kita passen, obwohl er noch recht viel Unterstützung brauchte?

Leo bestand seine erste Aufnahmeprüfung mit Bravour. Er hatte weder geweint noch geklammert. Während wir Erwachsenen über seine »Vorgeschichte« fachsimpelten, begab er sich auf eine Expedition über den endlosen Kita-Flur. Ein Kind, das sich allein beschäftigen konnte! Quasi ein künftiger Teilnehmer von »Jugend forscht«. Man war begeistert.

Unser tapsiger Löwe hatte es geschafft, Sand in die Augen der Erzieherinnen zu streuen. Nicht umsonst hatten wir ihn nach dem König der Säugetiere benannt. Dem Löwen wurden in biblischen Zeiten nicht nur Stärke, sondern auch Intellekt zugeschrieben. Im Alten Testament gilt er unter anderem als Sinnbild für kluge Täuschung: Das mächtige Tier, das Jesus verkörpert, vermag es, seine eigenen Spuren im Sand zu verwischen und somit das Böse – sprich den Leibhaftigen! – über seine wahre Gestalt zu täuschen …

Der Vergleich ist natürlich weit hergeholt. Denn was für eine »wahre Gestalt« hatte unser zweijähriger Fratz zu verbergen? Er besaß weder eine göttliche Herkunft noch war er ein Dissident oder Märtyrer. Und doch muss ich heute diesen Vergleich bemühen, um unsere erste Erfahrung mit den pädagogischen Einrichtungen besser in Worte zu fassen.

Wenn du dein Kind einem Kindergarten anvertraust, bedeutet das einen großen Schritt. Du erweist wildfremden Personen riesiges Vertrauen und erteilst ihnen einen Bildungs- und Erziehungsauftrag für mehrere Stunden am Tag. Auch deinem Kind erweist du großes Vertrauen: Du gönnst ihm Selbstständigkeit und lässt es in die Welt hinaus. Jeder muss sich irgendwann draußen bewähren, und damit kann man nicht früh genug anfangen.

Daher ist die erste Erzieherin die wichtigste »Bezugsperson« nach Mama und Papa. Wenn sich das Kind bei ihr aufgehoben und mit seinen Bedürfnissen angenommen fühlt, kann sich die Mama zurücklehnen. Und wenn du nachmittags ein fröhliches Kind abholst, bist du im Reinen mit der Welt. Für mich, die durch alle möglichen Kinder-Betreuungs-Einrichtungen gegangen ist, ohne einen sichtbaren Schaden davonzutragen, war es sonnenklar: Mein Sohn gehörte in eine Kita!

Leos Erzieherin hieß Birte, aber seit der Eingewöhnung wurde sie von ihm nur »Bim-Bam« genannt. Vielleicht weil sie die Kinder mit einer Kuhglocke zusammenbimmelte, wenn der Morgenkreis bevorstand. Eigentlich war mir »Bim-Bam« sympathisch. Als ich ihr erzählte, wie sie von Leo genannt wird, lachte sie, vielleicht etwas zu laut. Als wir einmal über Erziehung plauderten, erzählte sie freizügig über die Probleme mit ihrer älteren Tochter, vielleicht etwas zu ausführlich. Bim-Bam liebte Trommeln und weite Pullover. Südafrika war ihre Wahlheimat. Die energische Frau mit den Wuschelhaaren hätte fast eine Freundin werden können …

Vielleicht deswegen stört es mich nicht, wenn sie recht oft davon berichtet, was alles bei Leo nicht klappen würde. Er habe wieder nicht einschlafen können, trotz Milchflasche, deswegen musste er aus dem Schlafraum entfernt werden. Ich tröste sie:
»Machen Sie sich nichts daraus. Ratgeber wie ›Jedes Kind kann schlafen lernen‹ zeigen bei unserem Leo keine Wirkung.«
Er sei beim Singkreis ausgebüxt und habe sich in den »Bauraum« verzogen. Ich beruhige sie:
»Auch bei uns verkrümelt er sich ins Bad, wenn wir laut Musik hören.«
Beim Thema »soziales Verhalten« gibt es wenig zu hören, außer, dass unser Spatz eher allein spiele. Aber auch das ist nichts Neues.
»Es hat bei uns ebenfalls lange gedauert, bis es in der Nachbarschaft gefunkt hat und Leo einen Kumpel gefunden hat.«
Wie froh bin ich, sagen zu können, dass mein Kind einen Freund hat. Mit Marcos Familie im Rücken kann uns nichts passieren.
Das einzige Thema, bei dem ich kleinlaut werde, ist Leos »motorische Entwicklung«. Bim-Bam zählt lauter unverrückbare Tatsachen auf. Leo stolpere häufig, rempele aus Versehen Kinder an, sabbere und matsche liebend gern, bei jeder sich bietenden Gelegenheit. Und er habe offenbar nicht vor, trocken zu werden, geschweige denn, sich allein anzuziehen.

Ich schweige. Wir kennen das zur Genüge.

Ob wir an Krankengymnastik gedacht hätten, fragt sie.

»Hättest du seine Akte gelesen, du Frau Bim-Bam, dann hättest du das gewusst!«, möchte ich antworten. »Ja, doch«, sage ich stattdessen. »Zweimal die Woche. Deswegen hole ich ihn am Montag und Mittwoch immer nach dem Mittag ab.«

Mittwochs nach der Physiotherapie war eigentlich unser Marco-Nachmittag. Während Leo und ich auf den Bus warteten, klingelte es in meinem Rucksack. Es war Antonia.

»Tut mir schrecklich leid, Elena, wir müssen für heute absagen. Sei mir nicht böse, aber Marco hat sich spontan mit einem Jungen aus seiner Kita verabredet. Du verstehen?«

»Ich verstehen!«, gab ich mich locker. »Das Geschäftliche geht vor!« Wir lachten, Antonia und ich verstanden einander.

Dem Leo erklärte ich, dass sein Freund »Aua« hat, und dass wir stattdessen zu den »Gackerlis« gehen. Leo fand das zwar schade, aber den Spielplatz mit den echten Hühnern fand er auch gut.

Ich dagegen war ziemlich enttäuscht. Ich hätte gern mit Antonia Cappuccino geschlürft, von den Highlights der Woche berichtet, über unsere Gatten gelästert und den Kindern beim Spielen zugeschaut.

Irgendwo tief in mir ahnte ich, dass das nicht ihre letzte Absage sein würde.

Wer zuerst kommt, mahlt zuerst!
Von Wollmänteln und Wölfen in Schafspelzen

»Tristan soll zu Leo kommen!«, ruft eines Abends unser Nachwuchs aus dem Flur, wo er Duplo-Steine in interessanten Formationen arrangiert, während wir unser Abendbrot zu Ende einnehmen.

Enno und ich hören auf zu kauen. Unser Kind will jemanden einladen!

»Tristan?«, flüstert Enno und hebt fragend die Augenbrauen. »Who is this?«

»Ein Junge aus seiner Gruppe, habe ich dir doch erzählt!«, zische ich zurück.

Ich bin begeistert. Ich lasse die Gabel fallen und renne zu Leo.

»Du möchtest, dass Tristan aus deiner Gruppe zu uns nach Hause kommt? Und mit dir spielt?« Leo nickt.

»Darf er! Aber nur wenn er seine Isolde mitbringt!«, ertönt Ennos Bass hinter mir.

Witzbold. Kann er nicht einmal ernst reagieren?

»Was ist … Isolde?«, erkundigt sich Leo.

Ich staune immer wieder, wie toll er neue Worte betonen kann. Ein weiterer Beweis dafür, dass er prima hört.

Enno grinst sich einen ab.

»Ach, es gibt keine Isolde«, sage ich. »Papa hat einen Witz gemacht. Soll ich morgen Tristans Mama fragen, ob sie kommen wollen?« Leo strahlt über beide Ohren.

Wie früh wir Menschen Ähnlichkeit mit einem Tier aufweisen! Leo sieht wie ein staunender kleiner Löwe aus, der gerade aus dem Schlaf erwacht ist. Der kleine Tristan erinnert an eine Mischung aus Bulldogge und afghanischem Windhund. Ein Gesicht, das man auch in zwanzig Jahren erkennen würde. Ich bin neugierig auf seine Erzeuger, denn bis jetzt sind wir uns nicht über den Weg gelaufen. Wie sehen Eltern aus, die ihren Sohn Tristan nennen?

Ich hole Leo deswegen heute kurz vor Schluss ab, in der Hoffnung jemand von ihnen zu sichten. Ich trödele extra lange mit meinem Kind im Vorraum herum. Schneeanzug anziehen, Füße in die Schuhe drücken. Zuhören. Antworten. Von der anderen Seite der Glastür presst Tristan seine Schnute gegen das Glas und schneidet Grimassen. Leo lacht und klopft dagegen.
Jacke rüber, Mütze aufsetzen, Brotdose suchen. Meine Verzögerungstaktik geht auf, jemand kommt in den Vorraum. Eine nicht mehr so junge Frau, die eindeutig als Tristans Mama zu erkennen ist. Die gleichen spöttischen Augen, der gleiche zornige Zug um die Lippen. Auch ihre Haare ähneln sich, wobei die der Mutter schulterlang sind, während Tristan eine Art Pagenschnitt trägt.
»Hallo«, grüße ich als Erstes. »Ich bin die Mama von Leo.« Ich zeige auf ihn. »Er geht jetzt schon den dritten Monat hier in die Kita!«
Sie lächelt geheimnisvoll, dann winkt sie Tristan durch die Glastür zu, er guckt schelmisch zurück und rennt weg. Will wohl gesucht und gefunden werden.
Ich bin fest entschlossen, mit der Mutter zu reden. Leo und ich warten auf die beiden draußen vor dem Eingang.
Tristans Mama trägt einen Schafsfell-Mantel zeitlosen Charmes.

»Sehr kalt für Ende März!«, eröffne ich wieder das Gespräch.
»Der Mantel hält bestimmt gut warm …« Und zu Tristan, der
eine Weste aus Schafspelz trägt: »Du hast aber eine super tolle
Weste!«
Wie um das zu bestätigen, streckt Leo die Hand aus, um das
Fell zu streicheln. Tristan aber schubst seine Hand weg und
schneidet eine bedrohliche Grimasse, dabei blickt er zu seiner
Mama auf.
Sie reagiert nicht. Stattdessen:
»Die Mäntel haben wir in Frankreich gekauft. Direkt vom Bau-
ern«, erläutert sie.
»Leo scheint sich mit Tristan gut zu verstehen«, komme ich aufs
Wesentliche zu sprechen.
»Ach, wirklich?«
»Habt ihr Lust, uns mal besuchen zu kommen?«
»Warum nicht?«, sagt die Mutter. »Ich melde mich!«
Ich speichere sie im Handy unter »Mama Tristan«.
Schon ziehen die beiden mit ihrer leichten klappbaren Kinder-
karre von dannen. Ich muss Leos massigen Kombi-Wagen erst
aus dem Schuppen des Kindergartens holen. An der Kreuzung
holen wir die beiden ein, sie wohnen wohl nicht weit weg von
uns. Tristan schiebt stolz seine Kinderkarre vor sich. Leo hängt
wie ein Schluck Wasser in seinem Sitz.
Tristans Mutter mustert ihn und fragt, etwas zu laut für mein
Empfinden:
»Lässt du ihn nicht manchmal laufen?«
»Doch, doch«, murmele ich.
»Also, ich lasse Tristan so gut wie nie in der Karre sitzen.«
»Sehr gut!«, sage ich knapp.
So erpicht auf deren Besuch bin ich dann doch nicht. Leo
kann auch mit nur einem Freund gut durchs Leben kom-
men.

Doch Tristans Mutter ruft leider an. Und zwar am gleichen Abend.

Zwei Tage später entern die beiden unsere Wohnung. Mama Tristan tastet mit gierigen Augen unsere Bücherwand ab, läuft durch unser Schlaf-Arbeits-Zimmer, nimmt Platten aus Ennos Musikregal. Während ich den Sandkuchen aufschneide und Cappuccino zubereite, macht sich Tristan über Leos Spielzeuge her, Leo ist hin- und hergerissen, ob er sich wehren oder es ertragen soll.

Mama Tristan und ich tauschen uns über unsere Laufbahnen aus. Sie ist Freiberuflerin, ich habe einen zeitlich befristeten Vertrag als wissenschaftliche Mitarbeiterin am hiesigen Fachbereich für Soziologie. Sie habe auch mal ein paar Semester Soziologie studiert, es war ihr aber zu trocken. Dann habe sie Kunstgeschichte und Sprachen studiert. Über Abschlüsse reden wir nicht.

Die beiden Jungs spielen recht gut miteinander. Doch ab und an geht es mit Tristan durch – er weiß offenbar, wie er Leo ärgern kann. Jedes Mal, wenn Leo aufquietscht, grinst Tristan zufrieden.

Doch die Mama reagiert nicht. Beim fünften Mal muss ich mich leider zu den beiden hinhocken, und Tristan freundlich ermahnen:

»Mein lieber Freund, du hörst sofort auf, Leo zu ärgern. Sonst ist Spielen vorbei!« Immer auf Augenhöhe mit dem Kind, wir sind hier nicht im Wolfsrudel!

Der kleine Tristan schnappt ein, gibt aber für einige Zeit Ruhe. Mama Tristan dagegen hat nichts gesehen und gehört. Dafür ist sie sehr neugierig, wie ich eine Stelle an dieser »Männerdomäne« ergattern konnte. Und das, obwohl ich kein deutsches Abitur habe!

»Es war viel Glück dabei«, versuche ich meinen bescheidenen Erfolg zu relativieren.

Ich habe keine Lust, dieser fremden Person breit und weit zu erklären, was ich alles gemacht habe. Dass ich in meiner Heimat zuerst Biologie studierte, und dass ich, als die Wende kam, das Interesse für Zoologie und Botanik schlagartig verlor. Dass ich es wichtiger fand, über Gesellschaften und Systeme zu forschen. Wie ich während des neuen Studiums in die Journalistik reinrutschte. Und wie mich diese Kombination nach Südafrika brachte, wo sich Ennos und meine Wege kreuzten. Wie mein Herz schlug, als ich den charmanten Notarzt mit den langen Haaren auf mich zukommen sah, als ich mich mitten in einem Interview in Kapstadt vor Schmerzen krümmte.

Das alles muss »Mama Tristan« nicht wissen, noch nicht.

Aus den Augenwinkeln nehme ich wahr, wie ihr Sohnematz in die Kiste mit den Schleich-Tieren greift, nach Leos Lieblingshund grapscht und laut ruft:

»Kackewurst!«

Leo kräuselt die Nase, sein Mund versteift sich. Ein Zeichen, dass er sich anschickt zu weinen.

Tristan starrt ihn herausfordernd an:

»Kackewurst«, wiederholt er und fuchtelt mit dem kleinen weiß-braun-schwarzen Berner Sennenhund.

Leos Unterlippe zittert. Mir war nicht klar, dass er dieses »Pfui«-Wort derart verabscheut. Keiner darf seinen lieben Hund beleidigen! Hilfesuchend blickt er zu mir, diesmal halte ich mich zurück. Tristans Mutter rührt sich leider auch nicht. Wie eine Sphinx thront sie auf dem Sofa mit ihren wallenden Haaren. Anstatt Tristanchen zu stoppen, erkundigt sie sich, wie viel Quadratmeter unsere Wohnung hätte, und wieso wir so wenig Miete zahlen würden.

Tristan blickt triumphierend um sich. Das Böse siegt doch! Leo reißt ihm endlich den Hund aus der Hand und schreit: »Hundi will das nicht!«

Tristan grinst und beginnt, sich wie ein Derwisch um Leo zu drehen. »Kackewurst, Kackewurst«, ruft er ihm ins Gesicht und springt wieder weg. Leo würde ihn nie kriegen.

Irgendwann lässt mein Kind seinen Hundi fallen und hält sich die Ohren zu. Ich kann das nicht länger mit ansehen und packe das Tristanchen an den Schultern, ganz sachte natürlich.

»Tristan! Willst du nach Hause?«, frage ich freundlich aber bestimmt.

Er schüttelt seinen Pagenschnitt.

»Willst du mit Leo weiter spielen?«

Er nickt.

»Dann hörst du sofort auf! Leo mag dieses Wort nicht. Verstanden?«

Tristan hat mich verstanden. Er nickt.

»So. Und jetzt gibt es einen Zeichentrickfilm!«, verkünde ich deeskalierend.

»Ja, ja!«, ruft Leo, »ja, ja«, stimmt sein Kumpel mit ein.

Ich brauche erst mal ein Stück Kuchen, um meine Nerven zu beruhigen.

»Es war falsch, einzugreifen«, klärt mich Tristans Mutter auf, während sie sich ein Stück Kuchen abschneidet. »Man muss die Kinder ihre Konflikte allein regeln lassen!«

»Wie bitte?«, frage ich verdutzt. »Die sind erst zwei Jahre alt! Soll ich etwa zusehen, wie dein Hübscher meinen Sohn drangsaliert? Was sollen die beiden dabei lernen?«

»Dass der Stärkere recht hat«, lächelt die Sphinx. Der bittere Zug um ihren Mund ist verschwunden.

Als die beiden eine halbe Stunde später in ihre Schafspelze stiegen und sich davon trollten, hatte ich ein schales Gefühl. War der kleine Tristan dazu verdonnert, all die Siege davonzutragen, die seiner Mama im Leben verwehrt blieben? Und warum musste sich unser Leo ausgerechnet mit ihm anfreunden?

»Du analysierst mal wieder zu viel«, sagte Enno am Abend zu mir. »Das sind doch nur Kinder, und keine sozialen Systeme.«

Ich hoffte, er hatte recht.

Die Spielnachmittage mit dem Kumpel Marco wurden mit der Zeit rar. Leos bester Freund war ziemlich begehrt. Jeder wollte offenbar mit diesem fröhlichen Klettermax befreundet sein. Enno und ich rätselten, warum unser wunderbares Kind keine weiteren Kontakte im Kindergarten knüpfte. Denn mehr als zwei halbgare Begegnungen mit Tristan, dem Kita-Schreck, waren nicht zustande gekommen.

Ich glaube, dass mich damals etwas anderes stärker bedrückte: meine zarte Freundschaft zu Marcos Mutter bröckelte weg. Antonia baute ihr soziales Netz munter aus – im Job, in der Nachbarschaft, in Marcos Kita. Ich fing an, mich mit ihr zu vergleichen. Je größer Antonias Kreis, desto enger schien meiner mit Leo.

Wenn sie auf den Anrufbeantworter sprach, rief ich manchmal extra lange nicht zurück. Sie sollte nicht denken, dass ich nur drauf wartete, uns mit den beiden zu verabreden. Sie würde sowieso anrufen, wenn sie Hilfe brauchte. Zum Beispiel, wenn Marco erkältet war, sie aber dringend ins Büro musste, weil eine wichtige Projektbesprechung anstand. Da Leo sehr häufig erkältet war, war ich sowieso oft mit ihm zu Hause. Es machte mir nichts aus, Marco mit zu betreuen.

Als Antonias erste Geschäftsreise winkte, war sie richtig verzweifelt. Wohin mit Marco? Ihr Mann musste zeitgleich zu irgendeiner Fortbildung, die Großeltern waren – wie unsere – weit weg.

War das für mich nicht die Gelegenheit, auszuprobieren, wie es sich mit zwei Kindern lebte? Enno war begeistert. Wenn er von der Arbeit kam, würden nun zwei Bengel darauf warten, vom Papa in die Luft geworfen zu werden.

Doch eine Sache war es, die beiden kurz um sich zu haben, eine andere – sie Tag und Nacht im Doppelpack zu erleben …

Je länger ich Marco zu Besuch hatte, desto hilfloser kam mir unser Spatz vor. Während Marco sich abmühte, mit Löffel und Gabel zu essen, war Leo darum bemüht, sein Essen auf sämtliche Finger und Klamotten zu verteilen. Während Marco seine Windel abnehmen konnte, um sein großes Geschäft manierlich auf der Toilette zu verrichten, interessierte sich Leo nicht die Bohne für das, was er unter sich ließ. Während Marco sich selbst in den Schlaf wiegte, indem er am Daumen lutschte, lag unsere Nachteule stundenlang wach und wollte über Gott und die Welt plaudern. Während Marco morgens putzmunter aus dem Bett kletterte und einem offen ins Gesicht blickte, blieb unser Schlappi benommen im Bett und schien mich kaum wahrzunehmen.

Drei lange Tage sickerte das langsame Gift des Vergleichs in mich ein. Auch Enno, sonst kein Wettbewerbstyp, ließ Bemerkungen fallen wie: »Na Leo, sieh mal, wie gut Marco das schon kann.«

Unseren Schatz schien es nicht zu jucken, Hauptsache, er hatte seinen Freund um sich.

Als Marco von Antonia abgeholt wurde, atmete ich erleichtert auf. Ich war froh, wieder allein mit Leo zu sein. Ich musste ihn herzen und an mich drücken, als ob ich drei Tage lang an ihm Verrat ausgeübt hätte.

Dann kam Ostern.

Ich frage mich, was mich geritten hatte, Marco und Tristan zum Eiermalen einladen zu müssen. War ich wirklich überzeugt, dass es gut gehen würde? Meldete sich mein Zwang, Menschen zusammenzubringen? Oder wollte ich nur erleben, wie Antonia auf Mama Tristan reagieren würde ...

Die erste halbe Stunde verläuft friedlich. Die drei Jungs bemalen brav die warmen Eier mit der klebrigen Fingerfarbe. Doch dann beschließt Tristan, sein Ei in allen Näpfen zu wälzen, bis es verdächtig braun wird, und hält es Leo direkt vor die Nase.

»Kackewurst!«, krächzt er freudig erregt.

Leo wendet angewidert den Kopf ab.

Tristan wirft Marco einen auffordernden Blick zu.

»Kackewurst«, stimmt Marco bereitwillig mit ein.

Die beiden beginnen zu kichern, Leos Unterlippe zittert.

»Nein! Aufhören!«, ruft er.

Aber Tristan und Marco sind bereits ein Team geworden. Sie schaukeln sich gegenseitig hoch: Sie werfen mit Kissen, klettern aufs Sofa, verbarrikadieren sich im Bad und lassen Leo im Flur stehen.

Das österliche Eierpinseln endet damit, dass ich allein mit Leo in seinem Zimmer bei geschlossener Tür spielen muss. Im Wohnzimmer toben seine Kumpels, während Antonia reuevoll die Küche aufräumt und sich das Palavern von Tristans Mutter anhören muss.

Was war passiert, frage ich mich heute? Wieso hatte sich Leo ins Abseits manövriert? War er damals bereits so anders, dass er mit knapp drei Jahren ins soziale Außenseitertum geriet? Oder suchten Kinder automatisch nach einem »Opfer«, um mit Dreck schleudern zu können? Andererseits: Er hätte sein ausgeblasenes Ei ebenfalls in die braune Brühe tränken und »Kackewurst« rufen können. Warum hatte er das nicht getan?

Ende gut, alles gut?
Von überforderten Erziehern und dem Gesetz des Dschungels

Die Erste, die Alarm schlägt, ist Leos Patentante.

»Sag mal, was ist das für eine, diese ›Bim-Bam‹?«

»Wieso?«, horche ich auf.

»Ich mag sie nicht. Sie ist nicht gut zu den Kindern. Und zu meinem Leo erst gar nicht.«

Meine beste Freundin Lili! Alle zwei Wochen greift sie mir unter die Arme, indem sie »Kleini« Leo von der Kita abholt und ihn für zwei, drei Stunden »bespielt«. In der Zeit sitze ich vorm PC und versuche, meinen Unterricht für die Uni zu planen.

»Was ist denn passiert?«, frage ich voll schlechten Gewissens.

»Na, ja. Geschlagen hat sie ihn nicht. Aber sie hat mich angemacht, als ich meinem Liebling die Schuhe anziehen wollte. Leo sei kein Baby mehr. Hallo! Er ist noch nicht mal drei!«, regt sich Lilli auf. »Wo sind wir denn? In einem sowjetischen Kinderheim, oder was?« Lilli, die Kämpferin für die Menschenrechte, die immer noch am UNI-ASTA mitmischt. »Ich will nicht wissen, wie diese Bim-Bam die Kinder behandelt, wenn kein Erwachsener dabei ist.«

Ich stelle mir vor, wie Leo allein im Vorraum hockt und verträumt seine Gummistiefel betrachtet, während die anderen Kinder längst draußen spielen. Ist seine Erzieherin mit ihm überfordert und hat nicht den Mumm, das zu gestehen?

Oder habe ich als Mutter versagt, indem ich meinem Kind einfachste Sachen nicht beigebracht habe?

Die nächsten Wochen sammle ich Fakten: Beim Abholen erzählt Bim-Bam wie immer, dass Leo gut mitgemacht habe. Was genau, erfahre ich nicht. Einmal finde ich ihn völlig durchnässt und eingekotet beim Spielen vor. Ein anderes Mal entdecke ich ihn in der Garderobe, allein, mit halb angezogener Gummihose, und in Socken. Der Rest der Gruppe ist schon im Hof. Ich warte ab, was passiert. Nach zehn Minuten höre ich Bim-Bams Stimme dröhnen:

»Leo, wo steckst du? Bist du immer noch nicht fertig?«

Als sie mich sieht, wird sie leise:

»Ach, gut dass Sie schon da sind! Ich bin heute mal wieder allein. Die Kollegin ist krank. Eine Bitte – können Sie mit Leo das Anziehen mehr üben?«

Ich nicke. Wird sofort erledigt. Wie zig andere Male fordere ich Leo auf, seine Gummisocken auszuziehen. Der Sinn meiner Worte scheint ihn nicht zu erreichen. Es gibt so viel zu entdecken, zu erzählen. Dann zeige ich ihm seine Schuhe, die auf seine Füßchen warten. Wirkungslos.

Ich spüre, wie ich immer ärgerlicher werde. Dieser faule Bengel! Er muss sich nur bücken und seine kleinen Pfoten in die weichen Schuhe reinstopfen. Mit den Fingern nachhelfen und fertig! Ist das so schwer? Aber Leo lächelt vor sich hin, gleitet auf den Boden und streckt alle viere von sich. Nun sitzt er wie eine gestrandete Möwe da.

Dir werde ich es zeigen, denke ich, dass du ein für alle Mal lernst, dich anzuziehen!

»Tschüss Leo, ich warte draußen vor dem Kindergarten auf dich. Du kommst, wenn du dir die Schuhe und die Jacke angezogen hast.«

In meinem Ärger vergesse ich, dass die Außentür viel zu schwer ist. Nach zwei Minuten kommt eine Mutter raus und sagt: »Hier weint jemand bitterlich. Gehört er zu dir?«

Ich stürze hinein. Da steht mein Leo vor der Tür – barfuß und verheult.

»Mama!«, gluckst er, als er mich sieht.

»Komm her, mein Schatz. Mama lässt dich nie mehr barfuß stehen!«

Vielleicht war das der Moment, in dem ich innerlich dem Kindergarten kündigte. Vielleicht war das aber auch der Nachmittag, als unser Kind von Tristan öffentlich angepöbelt wurde. Seit einigen Tagen berichtete Leo davon, dass er vom Kindergarten-Schreck als »Kackewurst« betitelt wird. Enno hatte ihm geraten, einfach nicht hinzuhören.

Als ich zum Abholen komme, stoße ich mit Tristans Mutter zusammen. Soll ich sie drauf ansprechen? Oder abwarten, was passiert? Kaum hat Leo die Stoppersocken ab, beginnt Tristan, ihn zu provozieren. Er sagt sein Lieblingswort, grinst, wartet auf Leos Reaktion, und dann wieder von vorn. Leo reagiert zuerst nicht. Er guckt zu mir, guckt zu Tristans Mutter, guckt zur Erzieherin, die gerade in der Tür steht, um die Kinder zu verabschieden. Keiner sagt etwas.

»Nein«, ruft Leo schließlich, den Tränen nah. »Leo will nicht Kackewurst«, und hält sich die Ohren fest.

Gern würde ich ihm »Hau ihm eine rein!« zuflüstern. Aber daneben steht Bim-Bam und unterhält sich mit Tristans Mutter. Hat sie nichts mitbekommen oder ignoriert sie die Szene absichtlich?

Als ich sie am nächsten Morgen frage, warum sie nicht eingegriffen hat, antwortet sie mit einem süffisanten Lächeln:

»Wir teilen nicht die Kinder in ›Täter‹ und ›Opfer‹ ein. Wir schenken dem falschen Benehmen einfach keine Beachtung. Dadurch regulieren sich die Kinder von selbst.«

»Das finde ich seltsam«, merke ich an. »Wann lernen denn die Kinder, was falsch und richtig ist?«

»Das kommt von allein«, schmunzelt sie wissend. »Das ist halt unsere Linie. Aber Sie können gern mit der Leitung diskutieren.«

»Ja, das werde ich tun. Unbedingt!«, sage ich, noch nicht ahnend, dass die Leitung jede Kritik am Erziehungskonzept ihrer Einrichtung von sich weisen wird.

Was war das für ein Konzept, frage ich mich heute, mit dem man den Kindern beibringt, dass es sich lohnt, ein Rüpel zu sein und auf seinen Mitmenschen zu trampeln?

Offenbar brauchten Enno und ich einen richtigen Anstoß, um zu handeln. Ein Kind ist ja schließlich keine Primel, die man dauernd umtopft. Der Anstoß kam an einem sonnigen Oktobertag, kurz bevor wir in den Süden fliegen wollten. Leo stürzte vom nagelneuen Klettergerüst des Kindergartens ab und landete auf der Stirn. Keiner wollte gesehen haben, was genau passiert war. Weder ein Kind noch eine Erzieherin. Seltsam nur, dass zwei Jungs aus der anderen Gruppe neben ihm standen. Zum Glück hatte Leo nach dem Hinfallen sofort geschrien. Er konnte reden und laufen, er hatte keine großen Blutlachen hinterlassen und keine Schädelfrakturen erlitten. Sein Schutzengel hatte sich mal wieder eingeschaltet, und ihn nur mit einem kurzen Krankenhausbesuch und einem Pflaster davonkommen lassen.

»Wie ist das passiert, mein Kind?«, hakten Enno und ich unermüdlich nach.

»Leo kann fliegen!«, antwortete unser Gestürzter jedes Mal.

Bis uns irgendwann die schlaue Frage einfiel:

»Warum konnte Leo fliegen?«

»Weil Leo geschubst wurde.«

»Von wem denn?«

»Von einem Jungen.«

»War der Junge auch auf dem Klettergerüst?«

»Ja. Er hatte gelbe Haare.«

Es stand Aussage gegen Aussage. Schwamm drüber, Hauptsache wir konnten in den Urlaub, und Leo ging es gut!

Doch das Gefühl einer wachsenden diffusen Bedrohung, das blieb.

Der Jahreswechsel kam und damit die Feiertage. Enno und ich hatten genügend Zeit, mit Leo zu spielen. Eines Abends schlug unser Sohn ein neues Spiel vor. Er verteilte Rollen und Anweisungen. Mama sollte Leo spielen, Papa den Kackewurst-Tristan, und er seine Bim-Bam.

Staunend erlebten wir, wie unser Dreijähriger in die Haut eines anderen Menschen schlüpfte. Leos Bim-Bam war beeindruckend: Sie keifte und brüllte und rief immer zu »Nein, Leo, lass das«! Enno gefiel sich in der Rolle des Kackewurst-Tristan. Genüsslich piesackte und drangsalierte er »Leo«, also mich. Als ich zurückschimpfte und ihn an den Haaren zog, rügte mich unser Regisseur:

»Nein Mama, du musst dich unter dem Tisch verstecken!«

Also kroch ich in meiner Rolle als Leo unter den Kindertisch und meldete mich von da:

»Aber du bist meine Erzieherin. Du musst mich doch vor Tristan beschützen!«

Leo stemmte die Hände in die Hüften und sagte mit verzerrter Stimme:

»Das reicht jetzt Leo! Tristan will nur mit dir spielen.«

In der Nacht stritten Enno und ich uns zum ersten Mal wegen Leo.

»Du hättest ihn längst da abmelden sollen«, regte sich mein ansonsten ausgeglichener Mann auf. »Du hast diese komische Bim-Bam zu sehr verteidigt.«

»Du hast gut reden«, schnappte ich ein. »Weißt du, was für einen Rattenschwanz ein Kita-Wechsel nach sich zieht? Telefonate, Hospitationen, Besuche. Und wer weiß, ob ihn überhaupt jemand haben will. Denkst du, alle warten auf ein Kind, das viel Arbeit macht?«

Natürlich war mir klar, dass Leo wechseln musste. Doch ich wollte nicht sang- und klanglos aufgeben, bevor ich mich mit meinen eigenen Augen überzeugt hatte, was da falsch lief. Ich bat darum, Leo einen Tag in der Kita begleiten zu dürfen und nach dem Ende der Ferien war es so weit …

Wie der Zufall es will, ist Leo an diesem Morgen leicht erkältet und sichtbar schlapp. Als wir in der Gruppe eintrudeln, ist die Begrüßungszeit leider vorbei, und die offenen Angebote haben angefangen. Leo will sich dem »Flurangebot« anschließen, denn da tummelten sich einige aus seiner Gruppe, unter anderem Tristan.

Je näher wir der Kinderschar kommen, desto fester krallt sich Leo in meine Hand. Ich muss mich loseisen, damit er sich allein zu den Kindern traut.

Die Knirpse stehen unbeaufsichtigt herum, die zuständige Erzieherin ist wahrscheinlich auf der Toilette.

»Hallo«, grüßt Leo leise.

Ich habe noch nie eine Mauer erlebt, die einen angucken kann, aber so kommt es mir in dem Moment vor. Mehrere Augen starren mein Kind an, mehrere Münder verziehen sich zu einem hämischen Grinsen. Oder kommt es mir nur so vor?

»I-i-i, der sabbert wieder!«, ruft ein Junge aus der Nachbar-gruppe. Die Haare blond, fast gelb. Leo lächelt unsicher und bleibt stehen. Er weiß offenbar nicht, was er machen soll. Zum Glück taucht die Erzieherin auf, und die Gruppe mischt sich durch.

Keiner außer uns beiden hatte etwas mitbekommen, es war wie ein eisiger Hauch, der über unseren Köpfe hinweggefegt war.

Diese paar Minuten reichten jedoch aus, um Bescheid zu wissen. Leo war in dieser Kita wie mit einer unsichtbaren Mauer vom Geschehen getrennt. Und wenn er hinter seiner Mauer schrie, schien ihn keiner wirklich zu hören. Er musste da weg!

Leos Erzieherin reichte zügig ihren Abschlussbericht ein. Die Leiterin der Einrichtung zeigte sich beim Abschiedsgespräch betroffen:

»Tut uns sehr leid. Aber wir können die Betreuung Ihres Sohnes nicht mehr verantworten. Er braucht besondere Förderung und Unterstützung, die wir hier leider Gottes nicht gewährleisten können.«

»Und was sollen wir jetzt machen?«, fragte ich.

Sie zählte auf, was wir in die Wege leiten müssten, damit Leo einen geeigneten Kindergartenplatz bekommt.

Im Tumult der Gefühle versäumte ich zu fragen, warum die eineinhalb Erzieherinnen in Leos Gruppe nicht früher auf mich zugekommen waren. Warum hatte keine mit uns offen geredet? Wer nicht fragt, bleibt dumm.

Eine Woche nach Leos Termin beim jugendpsychiatrischen Dienst erreicht uns das schriftliche Gutachten per Post. Wir warten, bis Sohnematz eingeschlafen ist, und nehmen unseren gewohnten Platz für die Lektüre wichtiger Briefe ein. Enno auf dem Ikea-Sessel, ich auf seinen Knien. Zu zweit lässt sich schwere Post leichter verdauen.

In der Zeile »Begründung der Maßnahme« steht geschrieben: »Status des Kindes: Von Behinderung bedroht!«

Wir lesen den Bericht einmal, zweimal, dreimal durch.

Der Kloß im meinem Hals schwillt an.

»Jetzt ist es amtlich bestätigt: Wir werden bedroht!«, sagt Enno trocken. »Da hilft nur eins: Aufrüsten!«

»Wo sind Papas Haare?«
Von der Landung im Parallel-Universum

Am Tag als Enno seinen Zopf abschneiden ließ, gab es Blitzeis. Das weiß ich noch, denn es war der kälteste März seit Beginn der Wetteraufzeichnung und der letzte Tag von Leos Eingewöhnung im neuen Kindergarten. Ich hatte ihn gerade in die Kita gebracht, und wartete, dass mein Mann von der Nachtschicht nach Hause kam, und wir gemütlich frühstücken konnten.

Als er durch die Tür trat und seine Mütze abnahm, erstarrte ich vor Schreck: Enno hatte keinen Zopf mehr! Seine Haare waren ab! Wo war der langhaarige Kerl geblieben, in den ich mich damals in Südafrika verliebt hatte? War er heute Nacht zu einem Einsatz bei »Ärzte ohne Grenze« einbestellt worden? Und wurde mir nun an seiner Stelle sein klinisch einwandfreier Klon geschickt?

Ich war entsetzt und vor allem enttäuscht, dass der Dickkopf seine schönen Haare ohne jede Vorwarnung absäbeln ließ. Wie konnte er das nur! Er wusste, wie gern ich meine Finger in seine Zotteln begrub und sie zu einem Zopf bändigte. Gut, dass unser Sohn erst nach dem Mittagessen abgeholt werden sollte. Da hatten wir genug Zeit zum Streiten.

Enno war aufs Schlimmste vorbereitet.

»Gnade!«, murmelte er und holte einen Strauß Fresien hinter seiner Jacke hervor.

Die zarten lila-gelben Blüten in seinen kalten Pranken. Der Duft meiner Lieblingsblumen gegen den Zorn, der sich gleich an ihm entladen würde. Wenn das keine gewiefte Abwehr war! Enno war und blieb ein Charmeur der alten Schule, der Cary Grant der norddeutschen Tiefebene.

Ich gab mich geschlagen. Seine Argumente klangen überzeugend:

»Ein jeder Mann ist irgendwann dem Langhaar entwachsen. Ich muss nicht den Rockstar unter den Medizinern spielen. Man kann auch ohne flatternde Haare im Wind surfen. Außerdem: Ich bin kein Arzt im Praktikum mehr. Ich habe es satt, wenn Achtzigjährige aus der Narkose aufwachen und fragen: ›Junger Mann, kann ich mal den Doktor sprechen‹?«

Dem Argument konnte ich folgen. Auch wenn ich es unglaublich spießig fand, wie Enno sich der angeblichen Patientenerwartung beugte.

»Aber du hättest mich wenigstens warnen können!«, übte ich letzten Widerstand.

»Bin ich denn lebensmüde?«, grinste er und zog mich an sich heran. »Komm Wiesel, gib mir einen Kuss. Du musst dich damit abfinden, dass ich nicht mehr die Frisur von Otto Waalkes habe. Dafür sehe ich jetzt wie Brad Pitt in jung und rothaarig aus. Gut, oder? Und denk dran: Kurze Haare sind schnell geföhnt und du hast das ganze Bad allein für dich.«

Ich küsste ihn, aber ich wusste, dass dies nicht die volle Wahrheit war.

Heute denke ich, dass Ennos Gang zum Friseur der Beginn eines langen Trauerprozesses war. Denn es war kein Zufall, dass seine langen Haare dran glauben mussten, nachdem mein Mann bei Leos Eingewöhnung dabei war.

Die »Neue Kita«, so heißt ab sofort der »heilpädagogische« Kindergarten bei uns zu Hause. »Heilpädagogisch« ist das nettere

Wort für »Sonderkindergarten«, das haben wir noch nicht realisiert.

Morgenkreis im Gruppenraum. Alles hockt auf dem Teppich oder auf kleinen Yogakissen, Erwachsene wie Kinder. Wer nicht selbstständig sitzen kann, liegt oder lehnt an seiner Betreuerin. Leo sitzt eingerahmt zwischen mir und Christiane – das ist seine Bezugserzieherin, die ihn auf Schritt und Tritt begleitet. Das ist ein zentraler Bestandteil der Eingewöhnungsphase. Und wie lange diese Phase dauern soll, zeigt das Kind.

Heute befinden sich im Raum siebzehn Kinder und mindestens acht Erwachsene. Was für ein traumhafter Personalschlüssel!

Es ist Leos dritte Woche hier, aber ich schaue mich immer noch mit großen Augen um. Links von ihm sitzt der Junge mit dem wuchtigen Kopf, grinst und gibt irgendwelche feuchten Silben von sich. Zwei Kinder weiter entdecke ich das gazellenartige dunkelhäutige Mädchen, das Leo nett anlächelt. Warum sie wohl hier ist, frage ich mich jedes Mal, obwohl ich mittlerweile weiß, dass sie kaum reden kann. Verstohlen taste ich die Kinder mit dem Blick ab. Wer käme infrage als Spielkamerad für meinen Sohn? Wird er sich mit den zwei engelhaften »Liegekindern« anfreunden können? Ich mag sie nicht anstarren, trotzdem frage ich mich, was die haben könnten. Die hingeflüsterte Frage »Was hat Eurer?«, scheint tabu, man stellt sie nicht einfach so zwischen Tür und Angel.

Ich bin aufs Neue überrascht von der bunten Mischung: ein südländischer Junge, der leicht gelähmt wirkt, aber ansonsten hoch fidel; eine langhaarige Schönheit, die auf den ersten Blick »nichts hat«, und doch verlangsamt daherkommt. Als kurz vorm Ende des Morgenkreises ein niedlicher Fünfjähriger anfängt zu brüllen, wird er bestimmt, aber freundlich in den Flur begleitet.

»Was hat das Kind, Mama?«, fragt Leo mit heller Stimme.

»Er war lange krank, weißt du?«, erklärt ihm Christiane. »Und heute muss er sich wieder an die Kita gewöhnen.« Leo nickt, er wirkt mit der Erklärung zufrieden. »Das ist einer unserer autistischen Jungs«, flüstert mir Christiane diskret zu. »Der andere ist im Urlaub.«

Der Morgenkreis ist bald zu Ende. Ich taste weiterhin mit den Augen die Kinderschar ab, bis mein Blick erleichtert auf die zwei Mädchen fällt, die etwa so alt wie Leo sind. Das eine blond, das andere braunhaarig. Sie scheinen wirklich nichts zu haben. Hoffentlich finden sie Leo gut, denke ich und schäme mich ein wenig dafür, dass ich stellvertretend für mein Kind eine Rangliste der künftigen Spielfreunde erstelle.

Vom Flur her drängt Gepolter und Geschrei, aber hier, im Gruppenraum, scheint es keinen zu stören. Konzentriert werden die anstehenden Aktivitäten besprochen. Leo entscheidet sich für den verwinkelten »Rollenraum« und verschwindet mit seiner Bezugsperson nach oben.

Er kommt gut zurecht ohne die Mama, denke ich stolz, was haben wir unseren Leo toll hingekriegt! Heute soll ich ihn erst nachmittags abholen. Und damit wäre die Eingewöhnung vorbei!

Ich sitze noch ein Weilchen auf dem Gästesofa, bevor ich gehe. So ist die Abmachung. Um mich herum kommt der Kita-Alltag in Fahrt. Mal- und Bastelraum, Therapie- und Bewegungsraum, ein Entspannungsraum mit Wasserbett und Lichteffekten, das Speisezimmer wird schnell zum Labor umfunktioniert, aus der Küche strömt der verlockende Duft von frisch gekochtem Eintopf.

Ist doch schön hier, denke ich, alles hat seine Ordnung und Bestimmung, alles ist dafür gemacht, von den Kindern angefasst und entdeckt zu werden. In der Ausstattung ist diese Kita meilenweit von dem alten »Regelkindergarten« entfernt. Und auch zwischen der Freundlichkeit und Kompetenz des neuen und des alten pädagogischen Teams liegen Welten. So viel gelächelt und »Guten Morgen« gesagt, wie in den Wochen der Eingewöhnung, habe ich schon lange nicht mehr.

Und doch beobachte ich etwas bedrückt das bunte Treiben. Rollstühle werden in die Räume geschoben, Kinder werden auf den Gängen spielerisch »therapiert« oder »mobilisiert«, der autistische Junge hat sich mittlerweile beruhigt und puzzelt konzentriert. Es wird viel gelacht und gelobt, aber es sind meistens die Stimmen der Erwachsenen zu hören …

Hierher hatte uns also unsere Reise mit Leo geführt! In diese unbekannte Parallelwelt, von der wir nichts geahnt hatten. Nun saß ich auf dem roten Sofa, in diesem soliden Backsteinhaus aus dem letzten Jahrhundert, vor mir die schwere Tür mit den bunt verglasten Bullaugen auf Höhe der Kinderaugen, ein stabiles Portal, durch das kein Kind entwischen soll. Gehörte er wirklich hierher, unser Leo?

Genauso wie ich muss mein Mann auf dem Elternsofa gesessen und alles in sich eingesogen haben. Er wird in Eltern-Ordnern geblättert und an seinem Zopf genestelt haben.

An dem Abend tauschten wir Eindrücke und Bedenken aus. Von seinem Beschluss, sich die Haare abschneiden zu lassen, erwähnte Enno kein Wort. Vielleicht wusste er es zu dem Zeitpunkt noch nicht?

Die interessantere Frage ist: Hatte er mit seinem Zopf damals ein Stück von unserer Vergangenheit abgeschnitten oder hatte er seine Haare nur der Zukunft geopfert? In beiden Fällen wäre es eine Art Trauerarbeit. Aber warum traurig sein, wo doch unser Sohn gern in die neue Kita zu gehen schien?

An dieser Stelle muss ich an unsere erste gemeinsame Tour denken. Kurz nachdem Enno und ich ein Paar geworden waren, lud er mich zu einem Ausflug in ein National-Reservat ein. Es sollte meine erste Südafrika-Safari werden, ein Zweitagestrip, nordwestlich von Kapstadt.

Für mich war alles noch wie ein Traum. Vor knapp zehn Tagen war ich aus dem kleinen Bulgarien nach Kapstadt entsandt worden, um über die Auswirkungen der südafrikanischen »Wende« zu recherchieren. Von der Recherche blieb wenig übrig, denn es kam mein Blinddarmdurchbruch dazwischen.

Und nun saß ich, noch etwas matt von der Operation, in einem verstaubten Jeep, Hand in Hand mit dem witzigsten und schönsten Mann dieser Welt, der ein paar Tage zuvor mein Leben gerettet hatte. Das war der junge langhaarige Notarzt, der mich wie ein Berserker durch das nächtliche Kapstadt ins Krankenhaus gefahren hatte, und der zum Glück den verschlafenen diensthabenden Arzt überzeugen konnte, dass ich ein Notfall bin. Vor dem Eingriff hatte er wie ein Adler darüber gewacht, dass ich nur geprüfte Blutkonserven bereitgestellt bekam.

Und als ich aus der Narkose aufwachte, fand ich den jungen Mann mit dem rot-blonden Zopf neben meinem Bett sitzend. Er war eingenickt, und das Erste, was er sagte, als er grinsend aufwachte, war:

»Moin! Wie geht es uns, meine Dame?«

Ich schien sein breites Norddeutsch besser als das hiesige Englisch zu verstehen. Was für ein Glück, dass ich ein deutschsprachiges Gymnasium in Bulgarien besucht hatte!

Als der deutsche Arzt im Praktikum mit dem lustigen Namen »Enno« mich nach der Entlassung in mein Hotel fuhr, waren wir schon längst ineinander verknallt. Kein postoperativer Zustand konnte uns davon abhalten übereinander herzufallen.

»Liebe in Zeiten des Blinddarms!«, nennen wir seitdem scherzhaft unsere erste heiße Nacht.

Vielleicht stand unsere Liebe von Anfang an unter einem besonderen Vorzeichen, unter einer Art »Handicap«? Hatte Enno deswegen das ungewöhnliche Ausflugsziel ausgesucht? Er hatte nämlich keine gängige Safaritour gebucht. Unser Trip führte in ein Reservat für verwaiste oder ausgesetzte Raubtiere. Wollte er mich beeindrucken, indem er mir zeigte, wie gut er sich in Südafrika auskannte, obwohl er erst seit einem halben Jahr hier arbeitete? Oder wollte er demonstrieren, dass er eine soziale Ader hatte, und nicht nur Surfen im Kopf?

Es war die schönste Reise meines Lebens. Die ehemalige Biologin in mir jubilierte: eine Tier-Reha inmitten der Savanne! Hier wurden die Kleinen, Schwachen und Kranken aufgepäppelt, um später in normale Reservate »ausgewildert« zu werden. Ein besonderes Erlebnis war die Station mit den zurückgelassenen Löwenbabys, die nach der Aufzucht für das Leben »draußen« vorbereitet wurden.

Ich liebe Katzen. Aber am Ende der Tour wusste ich, dass Löwen meine Lieblingskatzen sind, und dass ich mehr über sie erfahren musste. Was ich außerdem wusste: Sollten dieser langhaarige Kerl und ich eines Tages einen kleinen Jungen bekommen, würde er Leo heißen.

Und nun besuchte unser Leo, die Frucht unserer Liebe, ebenfalls eine Art Reservat. In der »Neuen Kita« wurden allerdings keine verwaisten Löwenbabys, sondern »Kinder mit besonderen Bedürfnissen« für das Leben in freier Wildbahn fit gemacht. Ob das klappen würde? Ab wann begann überhaupt die freie Wildbahn? Ab der ersten Klasse? Ab der weiterführenden Schule? Ab der Arbeitssuche? Ab dem Auszug von zu Hause?

»Sie müssen realistisch bleiben!«
Von krankhaftem Ehrgeiz und falschen Versprechungen

»Mama, was arbeitest du eigentlich?«, fragt mich eines Tages mein Sohn.

Ich zucke zusammen. Was soll ich ihm antworten?

»Na ja. Ich schreibe verschiedene Artikel.«

»Was ist das?«

»Du weißt, dass ich Texte schreibe, die in Zeitschriften oder Zeitungen gedruckt werden.«

»Geschichten über Tiere und so?«

»Ja, genau. Über Tiere und Pflanzen. Oder über andere Länder.«

»Du hast doch mal Biologie studiert, oder?«

»Ja, genau!«

»Und warum hast du kein richtiges Büro wie Papa?«

»Ich habe ein Büro. Du kennst das doch. Der Raum mit den vielen Computern, wo auch andere Erwachsene schreiben.«

»Aber das ist kein richtiger Arbeitsplatz.« Was für Worte er schon kann! Ob das für Kinder mit acht Jahren normal ist? Leo zieht an meinem Ärmel:

»Mama, ich will dass du eine normale Arbeit hast, wie alle anderen Eltern«, sagt er anschließend.

»Normal ist langweilig«, pariere ich.

Aber eigentlich will ich nur meine Verwirrung überdecken. Dieses Kind hat das Talent, den Nagel auf den Kopf zu treffen, seinen Finger in die wundesten Stellen zu legen.

Soll ich ihm die Wahrheit erzählen?

Etwa fünf Jahre zuvor. Als ich mit Leo nach Hause komme, blinkt folgende Nachricht auf dem Anrufbeantworter:

»Hallo Frau Pirin. Professor Hagermann bat mich, einen Gesprächstermin mit Ihnen zu machen. Rufen Sie mich bitte zurück?«

Die Sekretärin des Lehrstuhls. Warum ruft mich Professor Hagermann nicht persönlich an? Und warum überhaupt dieser Anruf? Normalerweise tauschen wir Mails aus, wenn es etwas zu besprechen gab.

Die verbleibenden Tage bis zum Termin bin ich latent unruhig. Ich hätte gern gewusst, was mein wissenschaftlicher Leiter und Vorgesetzter mit mir besprechen wollte. Wahrscheinlich ging es um die Doktorarbeit. Er will sicherlich Druck machen, denn seitdem ich Leo habe, tritt mein Projekt auf der Stelle. Außer eines Einführungskapitels und einer üppigen Gliederung habe ich wenig zu bieten. Vielleicht sollte ich mir schnell etwas aus den Fingern saugen und eine beeindruckende Bibliografie-Liste erstellen.

»Nun mach dich nicht verrückt, warte das Gespräch ab«, tröstet mich Enno. »So ist es nun mal, wenn man ein kleines Kind hat, das häufig krank ist und viel Begleitung braucht.« Noch traut sich keiner von uns, das Wort »behindert« in den Mund zu nehmen. »Vielleicht will der Hagermann nur über künftige Projekte mir dir reden.«

Enno hat recht. Ich sollte mir keine Sorgen machen. Schließlich hatte ich das Beste aus den letzten drei Jahren gemacht. Ich habe – trotz Mutterschaft – je ein Blockseminar pro Semester angeboten und gelegentlich an Fachbereich-Sitzungen teilgenommen.

Im kommenden Wintersemester würde ich wieder voll einsteigen – mit mindestens zwei Hauptseminaren. Mit Leos neuer Kita im Rücken sollte alles besser klappen. Wenn Ennos Eltern das eine oder andere Wochenende einsprangen, würde ich sogar die Doktorarbeit stemmen. Vielleicht sollten wir eine Kinderfrau in Erwägung ziehen ...

Das Einzige, woran ich nicht denke, ist mein befristeter Arbeitsvertrag. Er läuft nämlich in zwei Monaten ab.

Professor Hagermann breitet wie immer seinen alterslosen Charme aus. Graues Jackett, aufgeknöpftes schwarzes Hemd, das elegante Understatement eines namhaften Soziologen mit Beratungs-Nebentätigkeiten in der Politik. Nach dem kurzen »Wie geht es der Familie« – Geplänkel kommt er zum Wesentlichen.

»Soll ich mit der guten oder mit der schlechten Nachricht beginnen, Frau Pirin?«

Offenbar kein Gespräch über den Stand meiner Doktorarbeit.

»Sie wissen, dass ich Direktheit schätze«, antworte ich, »auch wenn man in der Politik damit nicht weit kommt.«

»Nun ja. Und Sie wissen bestimmt, wie heikel die finanzielle Lage unseres Fachbereichs ist. Stellenbesetzungen müssen sehr gut überlegt werden.«

Mir schwant es bereits.

»Geht es um meinen Vertrag?«

Hagermann lächelt erleichtert:

»Sie sind eine kluge Frau. Ja. Es geht um die Verlängerung Ihres Vertrags. Wir im Kollegium haben überlegt, dass Sie erst mal pausieren könnten.«

»Könnte oder sollte?« Ich darf nicht die Fassung verlieren!

»Wir würden für die nächsten drei Jahre die Stelle anderweitig besetzen. Wir haben zwei hoch qualifizierte Kollegen anvisiert, die bald vakant wären. Beide aus anderen Universitäten.«

»Sind das männliche Kollegen?«, rutscht es mir heraus. Bin ich denn so eine schlechte Verliererin?

Hagermann hebt die rechte Augenbraue:

73

»Was tut das zur Sache?«

Plötzlich steht er auf und reißt das Fenster auf. Warme Abend-luft strömt hinein. Es riecht nach Lindenblüten.

»Kommen Sie, Frau Pirin«, winkt er mich heraus. »Riechen Sie auch diesen betörenden Duft? Der Mai ist dieses Jahr großzü-gig zu uns!«

Zu mir nicht, denke ich, aber ich verkneife mir den giftigen Kommentar. Dieser Wichtigtuer hätte lieber Pastor und nicht Uni-Prof werden sollen, dann wäre mir dieses peinliche Ge-spräch erspart geblieben.

»Ich verstehe, wenn Sie jetzt wütend und enttäuscht sind. Aber Sie müssen die Sache auch von ihrer guten Seite betrachten. Sie können sich Ihrem Kind und Mann voll widmen. Können wie-der mehr das Leben genießen.«

»Entschuldigung, aber was war die gute Nachricht?«, falle ich ihm ins Wort.

»Sie können Ihre Doktorarbeit in Ruhe zu Ende schreiben. Ab und zu eine Kleinigkeit in einem Fachblatt veröffentlichen, und in drei Jahren sehen wir weiter.«

In drei Jahren bin ich 39! Das behalte ich aber für mich.

»Ja, Sie haben vielleicht recht«, seufze ich. »Aber ich möchte trotzdem wissen, ob die zwei Auserwählten Männer sind?«

Hagermann schiebt sich wieder hinter seinen Schreibtisch, jetzt trommelt er mit seinem Tintenfüller auf seinem Terminkalen-der.

»Frau Pirin. Möchten Sie einen väterlichen, rein privaten Rat von mir haben?«

Ich zucke mit den Schultern.

»Der Wissenschaftsbetrieb ist ein hartes Pflaster. Besonders bei uns Soziologen. Wir haben eine Überpopulation an gut ausge-bildeten, durchsetzungsfähigen, jungen Kollegen, die schon ungeduldig mit den Hufen scharren.«

Ich liebe solche biologistischen Vergleiche!

»Ich mag Sie sehr gern als Nachwuchs-Wissenschaftlerin und Kollegin. Aber Sie müssen realistisch bleiben. Sie bringen schließlich einige Wettbewerbsnachteile mit ins Rennen.«

»Jetzt bin ich aber neugierig geworden!«, werfe ich ein.

Er zeigt mit seinem teuren Füller auf mich:

»Erstens: Sie sind keine Muttersprachlerin. Zweitens: Sie haben noch nicht promoviert, obwohl Sie weit über dreißig sind. Und drittens – Sie sind Mutter eines kleinen Kindes!«

»Und viertens«, füge ich hinzu, »Ich habe ein behindertes Kind.« Wie ich mich in diesem Moment hasse! Als ob dieses Geständnis meinen Arsch retten könnte …

Professor Hagermann sieht mich überrascht an. Kurzes betretenes Schweigen.

»Tut mir leid, war mir nicht bekannt.«

»Ist auch nicht weiter wichtig. Habe ich nur der Vollständigkeit halber erwähnt.«

Keine weiteren Nachfragen.

Zum Abschied werden Hände geschüttelt, ein gutes Gelingen der Doktorarbeit gewünscht. Drei Jahre sind ja keine Zeit! Man werde mich auf dem Laufenden halten.

»Du bleibst trotzdem mein Wiesel!«, küsste mir Enno die Tränen aus dem Gesicht. »Keine Angst, ich lasse dich nicht verhungern. Gekündigt wirst du auch nicht! So leicht verlierst du deinen Job bei uns nicht!«

Ich beichtete ihm meine Niederlage erst, als Leo im Bett war. Ich wollte nicht, dass mein Kind mich heulen sah. Schließlich war keiner gestorben, ich musste nur ein paar überspannte und unrealistische Karriereträume auf den Müll werfen. Mein Vorbild aus meinen Studienzeiten in Sofia war meine Zoologie-Dozentin, die im fortgeschrittenen Alter ein Kind adoptierte, und obwohl sie keinen Mann an der Seite hatte, eine akzeptable Uni-Karriere hinlegte. Aber solche Vorbilder wirkten aus der Zeit gefallen und halfen mir nicht weiter.

Was gegen den Frust half, waren Ennos alberne Witze und Leos kleine Arme um meinen Hals.

Im Nachhinein bin ich froh, dass meine Karriere als wissenschaftliche Mitarbeiterin unverhofft geendet hat. So gesehen hat mich mein Kind aus der Einbahnstraße des deutschen Unibetriebs gerettet.

Von den Sozialwissenschaften war ich fürs Erste geheilt. Nach einer Doktorarbeit stand mir wenig der Sinn. Und von der Gesellschaftsanalyse der Transformations-Länder der postkommunistischen Ära hatte ich vorübergehend genug. Doch womit könnte ich stattdessen Geld verdienen? Denn eine von Ennos Bemerkungen ging mir doch nach:

»Ich lasse dich nicht verhungern!«

War ich dazu verurteilt, wie viele Frauen aus der Generation seiner Mutter, mich vorwiegend um Kind, Haus und Mann zu kümmern? Also grübelte ich eine Zeit lang, was für Qualifikationen ich besaß, die mir aus der Hausfrauenfalle helfen konnten.

Was waren meine »Wettbewerbsvorteile« für den imaginären Arbeitsmarkt? Da wären all die Sprachen, die mir in den Schoß gefallen waren. Das Dolmetschen hatte mir schon häufig aus der finanziellen Patsche geholfen. Also könnte ich mich wieder in den Übersetzungsmarkt stürzen.

Und sonst noch?

Ich frage mich heute, was mit der Naturwissenschaftlerin in mir passiert war. Hatte sich meine Passion für das Kreatürliche völlig verflüchtigt? Hatte ich in meiner Heimat umsonst vier Semester Biologie studiert?

Die Einzige, die mir wirklich Mut machte, war Antonia, meine verloren geglaubte italienische Freundin. Als wir mal miteinander telefonierten und sie hörte, dass mein Vertrag an der Uni nicht verlängert wurde, war sie richtig empört. So wie es Antonias Art ist, fing sie sofort an, Pläne für mich zu schmieden. Es fiel ihr unter anderem ein, dass ihr Nachbar eine Textagentur betrieb und er häufig Leute suchen würde. Vielleicht sollte ich mich bei ihm melden?

»Rufst ihn auch wirklich an?«

»Ja, mach ich«, sagte ich. Aber ich glaubte selbst nicht daran. Erst mal Leo in die Neue Kita eingewöhnen, und dann sahen wir weiter.

»Was hat er nur?«
Von der Achterbahn der Diagnosen und anderen
Karussells

Eigentlich war es gut, dass ich den Job an der Uni nicht mehr hatte. Wer weiß, wie wir sonst die ersten Monate in der Kita gewuppt hätten. Die ganzen Termine und Verabredungen, die vielen Erkältungen, die unser zartes Pflänzchen nach Hause brachte. Die Zeit bis Weihnachten verging wie im Flug.

»Meine kleine Kerze ist schon aufgewacht ...« Adventssingen in der Neuen Kita. Leo schmiegt sich an mich, die Augen an die flackernden Kerzen geheftet. Feuer und Rauch ziehen ihn magisch an, obwohl er Angst davor hat.
»Wollen wir zu Hause auch die Adventskerzen anmachen und du pustest sie aus?«, frage ich.
Begeisterter Blick. Allerdings guckt sein linkes Auge an mir vorbei, dann rutscht auch das rechte weg. Das beobachte ich in letzter Zeit häufiger. Links neben mir sitzt die hauseigene Physiotherapeutin, eine Fachfrau mit langer Erfahrung:
»Wart ihr schon beim Augenarzt?«, fragt sie beiläufig.
»Doch. Es war alles okay. Leo erkennt auch die kleinsten Fusseln auf unserem Teppich. Er wird bestimmt Goldschmied.«
»Prima. Aber in seinem Fall würde ich trotzdem eine Zweitmeinung einholen.«
In seinem Fall, hallte es in mir nach. Was war »sein Fall«?

Ich sollte mich nach einer guten Sehschule umhören, riet sie mir lächelnd, sie würde mir ein paar Adressen geben.

Was machte man eigentlich in einer »Seheschule«?

Wir lernten durch Leo immer neu dazu.

Unser Spross hat Glück. Zwei Wochen später fahren wir mit der grünen Bahn zu seinem ersten Termin in einer renommierten Augenarzt-Praxis, obwohl wir nicht privat versichert sind. Der Praxiseingang verspricht Gutes. Leo ist begeistert von den bunten Leuchtknöpfen an der Wand.

Die entscheidende Untersuchung wird nicht vom Augenarzt, sondern von der »Orthoptistin« der »Sehschule« durchgeführt. Sie spricht mit fester, ruhiger Stimme, informiert mich über das frühkindliche Schielen, über seine möglichen Ursachen und Ausprägungen und über allerlei mögliche Folgen. Mir schwirrt der Kopf. Der kleine Patient Leo kniet währenddessen auf dem Fußboden und spielt. Ob er wirklich von unserem Gespräch nichts mitbekommt?

Ich berichte von meinen Beobachtungen, zähle alles auf, was mit Leos Sehen zusammenhängen könnte. Dass er häufig wankt, dass er oft stolpert, dass er motorisch »hinterherhinkt«, dass das Fahrradfahren noch nicht klappt, dass er die Dinge gern mit Füßen, Händen und Mund erforscht und dass er neuerdings vor hohen, weiten Räumen Angst hat, und, und … Und dass er dennoch großes Interesse an Bilderbüchern hat und auch ansonsten ein guter Beobachter ist.

Als ob mein Kind das bestätigen möchte, demonstriert es während der anschließenden Testung seine Neugier. Er zeigt bereitwillig auf die Tierbilder, auf die leuchtenden Punkte und Muster. Es läuft doch alles prima.

Als die Orthoptistin plötzlich das Unwort »Operation« erwähnt, kippe ich fast vom Stuhl. Wieso denn das? Warum kann

Leo nicht wie viele andere Kinder mit einem abgeklebten Auge und Brille herumlaufen? Wir können ihn nicht schon wieder operieren lassen, wo ihm ein Jahr zuvor die »Polypen« aus seinem süßen kleinen Rachen entfernt wurden!

Die telefonische Eilkonferenz mit Enno ergibt ein eindeutiges »Nein.« Unser kleiner Löwe soll beobachtet werden und gegebenenfalls »konservativ« behandelt werden, also Abkleben oder Brille tragen. Willkommen auf der Baustelle »Sehförderung«!

Mein erster Elternstammtisch. Ich sitze mit sechs anderen Kita-Müttern in einer urigen Kneipe mit Kamin. Das Flackern der Flammen taucht die müden Gesichter in ein warmes Licht. Ich bin mir nicht sicher, welche Mama zu welchem Kind gehört. Alle hingegen wissen, wessen Mutter ich bin. Vielleicht weil Leo neu in der Kita ist. Und weil alle neugierig sind, was er denn eigentlich hat, denn so »behindert« sieht er nicht aus.

Ich spüre den Drang, mich zu entschuldigen, dass Leo nicht im Rollstuhl sitzt und dass er sprechen kann. Was für ein dummer Gedanke! Dafür vergleiche ich mich heimlich mit den anderen am Tisch. Sie kommen mir allesamt entspannter vor als ich. Besonders die Frau mit dem dunkelblonden Zopf, die konzentriert zuhört, aber selten etwas sagt.

»Ist bei deinem Sohn schon ein EEG gemacht worden?«, erkundigt sie sich irgendwann. Auf meinen irritierten Blick hin erklärt sie: »Ich meine ein Enzephalogramm. Eine Messung der Gehirnströme.« Sie denkt, dass ich das Wort nicht kenne.

»Nein, ein EEG haben wir noch nicht machen lassen. Hat uns keiner empfohlen«, sage ich.

»Uns auch nicht. Haben wir selbst darauf bestanden, zum Glück, denn bei ihr hat man Frontallappen-Epilepsie festgestellt. Zusätzlich zu der eigentlichen Erkrankung.«

Sie spricht ruhig und sachlich, ohne Zorn. Warum ist diese Mutter so ausgeglichen, obwohl sie vier Kinder hat, und eins davon behindert? Wann schafft sie es überhapt, ihren Zopf zu flechten? Zu ihr gehört das blonde Mädchen mit den dicken Brillengläsern, das an der Hand läuft und nicht sprechen kann. Es hat einen seltenen Gendefekt, dessen Name ich sofort verdränge. Aber doch nicht unser Leo! Wozu ein EEG bei ihm?

Nach und nach wird mir klar, dass jede der anwesenden Mütter beim EEG war. Und dass bei allen Kindern etwas Auffälliges gefunden worden ist. Beim »Liegekind« mit dem verträumten Lächeln, beim Süßen mit den Schreianfällen, bei dem schweigenden Mädchen mit den traurigen Augen …

Vielleicht sollten wir ebenfalls Leos Gehirnströme messen lassen? Vielleicht gibt uns das EEG eine Erklärung für sein Schielen?

Ich ertränke meine Unruhe mit einer zweiten Weinschorle und rede mir Mut zu. Es wird doch in unserer Metropole ein spezialisiertes Zentrum geben, in dem unser zerbrechlicher Schatz von oben bis unten »durchgecheckt« werden kann! Wo Fachleute arbeiten, deren Expertise ineinandergreift, und die wissen, was zu tun ist.

Es ist fabelhaft, dass wir nicht in einem idyllischen Kaff auf dem Lande wohnen. So müssen wir nicht die Deutsche Bahn bemühen, um zum »Zentrum für Kindeswohl« zu gelangen, sondern nur die rote U-Bahn. Leider trübt sich meine Freude über die rechtzeitige Anfahrt, als mir an der Anmeldung klar wird, dass ich die Überweisung vergessen habe. Wieso hatte ich nicht dran gedacht, schnell mal zur Kinderärztin zu fahren? Mir kommen vor Ärger fast die Tränen, aber die nette Dame am Empfang winkt uns durch:

»Können Sie auch per Post schicken. Immerhin haben Sie die Versichertenkarte dabei«, grinst sie. »Das schaffen nicht alle.«

Wie tröstlich, dass ich nicht die einzige Mutter bin, die im Orga-Wust etwas vergisst.

Zum Glück habe ich daran gedacht, mein eigenes Anschreiben mitzunehmen. Einen solchen Brief will ich von nun bei allen Erstgesprächen dabei haben. Darin fasse ich Leos Vorgeschichte und seine aktuelle Problematik kurz zusammen, in der Hoffnung, dass das übliche Frage-Antwort-Spiel in Gegenwart meines Kindes kürzer ausfällt. Leo muss ja nicht jedes Mal hören, dass er zu früh aus dem Bauch seiner leiblichen Mutter raus wollte, weil es ihm offenbar da nicht so gut ergangen ist. Er muss nicht dauernd erzählt bekommen, dass seine Nabelschnur ihn fast erwürgt hatte, dass er beatmet werden musste … Man kann ein kleines Kind doch nicht mit allem belasten, was seine Schutzbefohlenen vergeigt haben! Die Sekretärin vom Herrn Professor Doktor nimmt meinen Schrieb ohne Murren entgegen und bittet uns um etwas Geduld.

Während wir warten, beobachten wir die witzigen Fotos an der Wand. Eine Tortenschlacht zwischen Dick und Doof. Erinnert an Leo beim Kuchen-Essen. Ein anderes Foto zeigt Pippi beim Hochheben ihres weißen Pferds.

»Gehört das Pferd dem Doktor?«, erkundigt sich Leo.

»Kannst du ihn gleich fragen«, sage ich.

»Nein Mama, du«, schüttelt er den Kopf.

Als der Herr Doktor uns aufruft, stelle ich mit Erstaunen fest, dass er Astrid Lindgren in älteren Jahren ähnelt – nur in männlich. Er beugt sich zu Leo vor:

»Du bist also der Leo. Was fährst du lieber: Bus oder U-Bahn?«, eröffnet er kindgerecht das Gespräch.

»Flugzeug«, antwortet Leo und steuert zielstrebig den Tisch mit den Holzautos und dem Bagger an. Als ob er ahnt, dass dort der Eingangstest stattfinden wird, während die Mama und der Herr Doktor miteinander erzählen.

Wenn ich an das Gespräch mit dem Kinderneurologen zurückdenke, fällt mir vor allem ein, *wie* er mit mir geredet hat. Seine halb ausgesprochenen, leisen Fragen, meine gedämpften Antworten. Dann seine lauten, munter-fröhlichen Worte, die für Leos Ohren bestimmt waren, und dann wieder das diskrete Frage-Antwort-Spiel, das Zwinkern, Nicken und Tuscheln.

Immerhin nahm dieser Arzt Rücksicht darauf, dass ein kleiner Patient anwesend war, auch wenn dieser abwesend wirkte. *Wertschätzendes Reden in Gegenwart des Kindes* – diesen Ausdruck werde ich Jahre später im Rahmen einer anderen wichtigen Untersuchung kennenlernen.

Ich frage mich bis heute, ob das Reden *über* einen Patienten in dessen Gegenwart eine gute Erfindung ist. Wenn ein Kind jahrelang miterlebt, wie besorgte Erwachsene sich über seine Entwicklung den Kopf zerbrechen, kann das nicht spurlos an Seele und Ego vorbeiziehen. Hätte ich bei all den klärenden Vorgesprächen unseren Sohn besser vor dem Zuhören schützen sollen?

Heute kann unser fast Zehnjährige sich verbal besser wehren. Er platzt inmitten klärender Gespräche mit Sätzen wie: »Mama, das darfst du nicht verraten!« oder »Musst du alles ausplaudern? Du hast mich gar nicht gefragt!«

Ich entschuldige mich bei ihm und nehme mir vor, bei der nächsten Unterredung mit der Fachwelt geschickter vorzugehen. Meine Anschreiben sollen klarer und eindeutiger werden, um unnötiges Fragen zu vermeiden.

Andererseits: Soll sich unser Sohn nicht frühzeitig an das Ausfragen gewöhnen und kapieren, dass er als Mensch mit besonderen Bedürfnissen keine Geheimnisse vor der Krankenkasse und den Behörden haben darf? Wo endet Fürsorge und wo beginnt Entmündigung? Wie wird Leo in ein paar Jahren reagieren, wenn die Pubertät das Blut in Wallung bringt?

Manchmal erwische ich mich dabei, mir jene viel zitierten Zeiten zurückzuwünschen, als Kinder den Mund halten mussten, wenn die Erwachsenen redeten. Aber im nächsten Moment danke ich dem Schicksal, dass Leo im zweiten Jahrtausend geboren wurde. Keiner weiß, wo er gelandet wäre, wenn er zum Beispiel 1933 geboren wäre …

Der Befund des »Zentrums für Kindeswohl« ist ein zentraler Teil des großen Diagnose-Puzzles. Leo hüpft, balanciert, taumelt auf seinen Zehen, stützt sich an Wänden ab, lässt den zugeworfenen Ball an seinen Handflächen vorbeifliegen, steckt mit zittrigen Händen Förmchen in- und auseinander. Er ist wirklich lieb und führt alles in seinem gemächlichen Tempo aus, aber sein Blick scannt den Raum aufmerksam ab, trotz des Schielens. Wie fühlt sich der Boden an, gibt es irgendwelche interessanten Knöpfe zu drücken, Hebel zu betätigen oder gar ein Fensterrollo zu bewegen?

Der Professor ist zufrieden. Für ihn ergibt alles einen Sinn. FCP – frühkindliche Cerebralparese – lautet seine Diagnose. Übersetzt in Neurologen-Deutsch: Mit großer Wahrscheinlichkeit läge bei Leo eine Beeinträchtigung des Kleinhirns vor. Ob das für mich als Mutter ein Grund zur Freude oder Unruhe sein soll, bleibt im Dunkeln.

Automatisch fange ich an, in meinen verschütteten Biologiekenntnissen nach dem Stichwort »Kleinhirn« zu stöbern. Meine Ausbeute ist karg. Auf Latein heißt Kleinhirn »Cerebellum« und existiert sowohl bei Tieren niederer als auch höherer Ordnung. Es steuert, soweit ich mich erinnern kann, Bewegung und Koordination. Mehr weiß ich nicht.

Von einer Schädigung des Großhirns geht der Untersuchende dagegen nicht aus. Zum Glück, denn das Großhirn – das »Cerebrum« – ist für uns Menschen ein ziemlich wichtiges Organ: Es ist unsere Hardware, Arbeitsspeicher und Kommandozentrale in einem.

Sollten wir vielleicht doch irgendwelche speziellen Untersuchungen vornehmen, hake ich nach.

Nein, der Neurologe hält momentan alle bildgebenden Verfahren wie MRT oder EEG für überflüssig.

Ob wir als Eltern denn doch etwas machen könnten, gebe ich nicht auf.

»Nein«, sagt er resolut. »Sie haben bis dato alles richtig gemacht. Die heilpädagogische Kita, die therapeutischen Maßnahmen, weitermachen wie bis jetzt. Den Bengel alles ausprobieren lassen, was die Sinne anspricht. Äpfel knabbern, Pferde reiten und viel barfuß laufen, ohne Einlagen natürlich.«

»Apropos reiten«, sage ich. »Mein Sohn bat mich, etwas zu fragen.«

Er guckt amüsiert über den Brillenrand:

»Ja, Leo?«

Leo guckt mich auffordernd an.

»Das weiße Pferd auf dem Foto an Ihrer Tür«, sage ich. »Gehört es Ihnen?«

Diesmal lächelt der Professor nicht, sondern antwortet ernst.

»Nein. Leider nicht. Das Pferd gehört Pippi Langstrumpf.«

Leo nickt zufrieden.

Als mir der Herr Professor zum Abschied die Hand schüttelt, fällt mir ein, dass ich etwas Wichtiges vergessen habe. Was sollen wir mit Leos Schielen machen? Aber der Fachmann hält sich bedeckt, gibt keine Empfehlungen, Erklärungen, Prognosen. Nach diesem Termin bin ich kaum schlauer als vorher. Nur der Ordner mit den ärztlichen und therapeutischen Berichten ist um drei weitere Seiten gewachsen. Wer weiß, wozu das alles gut sein wird.

»Siehst du? Hättest du euch die Rennerei sparen können«, sagte Enno, als ich ihm von der Untersuchung berichtete.

Mein Wutpendel drohte auszuschlagen, aber ich biss mir auf die Zunge, wollte nicht, dass wir uns wieder wegen Leo stritten.

»Es war nicht umsonst«, sagte ich nur und drückte meinem Gatten einen trotzigen Kuss auf: »Ich will einfach wissen, woran wir sind.«

Ich kannte Ennos Haltung: Er hielt von dem ganzen Therapie- und Diagnostik-Brimborium nicht viel. Vielleicht lag es daran, dass ein Arzt keine Kranken zu Hause duldet. Oder es lag an seiner norddeutschen Sicht, die da hieß: »Was ich nicht weiß, macht mich nicht heiß.«

Ich dagegen war etwas überspannt und bin es bis heute geblieben: Ich will bezüglich Leo nichts versäumen, will mir später nichts vorwerfen.

Meine Detektivarbeit ging weiter. In den Ordner mit den Medizinberichten hatte ein neues Infoblatt seinen Platz gefunden. Ein Ausdruck von der Webseite des »Berufsverbands der OrthotipstInnen«. Schielen schien recht verbreitet zu sein, nicht zuletzt wegen der wachsenden Anforderungen an das menschliche Sehen. Die Ursachen der verschiedenen Schielformen waren, wie so oft, nicht leicht zu klären. Vererbung könnte eine Rolle spielen ... oder angeborene bzw. erworbene Schädigungen des Zentralen Nervensystems, des ZNS. Moment mal! Das Kleinhirn war doch ein Teil des ZNS!

»Wikipedia« gab mir recht:

Bei uns Menschen und den übrigen Wirbeltieren fasst man unter dem Begriff »Zentralnervensystem« das Gehirn und das Rückenmark zusammen. Das ist sozusagen unsere Steuerungszentrale, die zwischen den Reizen der Außenwelt und den Bedürfnissen des Körpers vermittelt. Ohne diese Zentrale kann ein Lebewesen nicht atmen, fühlen, reagieren, sehen, laufen, essen, lieben. Das ausführende Organ des ZNS ist allerdings unser Organismus, also ist alles unentwirrbar miteinander verknüpft, denn wo kein Gehirn, da kein Organismus.

Integration, Koordination, Regulation sind drei Säulen des menschlichen Nervensystems. Bei unserem Leo scheinen allerdings einzelne Steuerungselemente aus dem Takt zu geraten, wenn seine Augen sich weigern, das Anvisierte in dem vorgesehenen Tempo zu erkennen. Oder wenn seine Hände oder Füße nur zögerlich die motorischen Befehle umsetzen, während seine Altersgenossen damit keine Probleme haben. So weit die Theorie.

In der Praxis können unbehandelte Sehprobleme unerwünschte Folgen haben wie Kopfschmerzen, Konzentrations- und Leseschwäche und sonstige Leistungseinschränkungen. Alarmzeichen sind Schielen, Schiefhalten des Kopfes, Vorbeigreifen, Stolpern, Anstoßen, Lesen mit der Nase, häufiges Blinzeln, Zukneifen … Die Liste ist lang und die Symptome treffen ziemlich genau auf unser Kind zu.

Die Entscheidung für die Augen-OP wurde letztlich von Leo forciert. An einem Frühlingsnachmittag weigerte er sich, das Bahngebäude zu betreten, weil es ihn »fressen« könnte. Eine Woche später torpedierte er unseren Lieblings-Supermarkt, weil er zu groß sei. Als er während einer Autofahrt voller Panik schrie, die Leitplanke sei eine Riesenschlange, die ihn angreifen wolle, war uns klar, dass die Brille nicht weiterhilft.

Die Orthoptistin bestätigte den Handlungsbedarf, Kliniken wurden gegeneinander abgewogen, und so hatte unser Fünfjähriger bald seinen OP-Termin in einer augenchirurgischen Abteilung.

Es sei ein Routineeingriff, beruhigt uns der operierende Arzt. Trotzdem sitzen Enno und ich wie auf Kohlen und wundern uns, warum unser kleiner Schatz noch nicht in den Aufwachraum gebracht wurde. Dauerte die OP nicht zu lange? Hatte der Chirurg vielleicht das falsche Auge operiert und es zu spät bemerkt? Oder wurde gar sein Sehnerv durchtrennt und wir hatten für immer eine schwere Schuld auf uns geladen?

Um uns abzulenken, plaudern wir mit dem gepflegten Herrn mit der Augenbinde, der uns ungefragt die Geschichte seiner Ehe erzählt. Die fehlgeschlagenen Befruchtungsversuche der Ehefrau, die zahllosen Urlaubsreisen. Er habe seinen Frieden damit geschlossen, keine Kinder zu haben. In einem Punkt gebe ich ihm recht: Wo kein Kind, dort keine Sorgen.

Irgendwann halten Enno und ich nur Händchen und starren stumm auf den OP-Trakt. Wie sich später herausstellt, haben wir das Gleiche gedacht: Schwamm drüber, ob unser kleiner Löwe geradeaus gucken kann. Völlig egal, ob er Blickkontakt aufnehmen kann oder nicht. Man kann auch ein einäugiges, ein schielendes, gar ein blindes Kind lieben. Hauptsache, es lebt.

Wir würden uns nie wieder Sorgen machen, ob er auf einem Bein hüpfen, Ball fangen, Fahrrad fahren oder Legosteine ineinanderstecken kann.

Ganz bestimmt nicht!

Darwin lässt grüßen?
Von glücklichen Zufällen und denkwürdigen Jubiläen

Es gibt Zufälle, da staunt man. Das Jahr, in dem Deutschland
die UNO-Behindertenrechts-Konvention unterzeichnete, war
das ultimative Darwin-Jahr. Man feierte den 200. Geburtstag
des Evolutionstheoretikers, das 150. Jubiläum seines Werks
»Die Entstehung der Arten« und das 170. Jahr seit der Erschei-
nung seines Reiseberichts über die Fahrt mit dem Forschungs-
schiff »Beagle.«

Hätte Charles Darwin das Jahr 2009 erlebt, hätte er über die
Vereinten Nationen und deren Konvention womöglich schallend gelacht. Eine Erklärung über die Gleichstellung von »behinderten« und »normalen« Menschen – schön und gut, aber
wie, bitte sehr, soll ein solches Papier in die Praxis umgesetzt
werden? Kann man die »natürliche Auslese« per Gesetz aushe-
beln? Die gleichen Rechte für die Gesunden und die Versehrten
– ist das nicht ein völlig absurder Gedanke im Lichte einer Evolutionstheorie, die vom »Überleben des Stärkeren« ausgeht?

Auch ich bekam es in diesem denkwürdigen Jahr mit Darwin
zu tun. Es war Ende Januar. Ich saß in der Stadtbücherei und
studierte Stellenanzeigen, auf der Suche nach einem familien-
kompatiblen Job. Ehrlich gesagt, vergeudete ich meine Zeit mit
dem Blättern in Zeitschriften. Seltsamerweise zog es mich zu
den populärwissenschaftlichen Magazinen hin. Die tollen Fotos und die packend aufbereiteten Themen boten einen wohltu-

enden Kontrast zur trockenen Fachliteratur, die ich in den letzten Jahren gewälzt hatte. Während meiner Ablenkungsmanöver muss meine vergessen geglaubte Begeisterung fürs Kreatürliche aufgewacht sein. Ich stöberte in den Magazinen und fragte mich, wer diese ganzen Artikel verfasste. Und ob es eine Möglichkeit gab, über Tiere, Pflanzen oder Naturphänomene zu schreiben, ohne tagelange Recherche-Reisen unternehmen zu müssen. Gab es nicht irgendein journalistisches Schlupfloch für halbgare Naturexperten wie mich? Schön zu Hause vor dem PC sitzen, nebenbei die Wäsche erledigen und wenige Tage später einen anständigen Text abliefern? Vielleicht sollte ich Antonias Tipp befolgen und ihren Nachbarn, den Agenturbetreiber, anrufen?

Der Zufall war schneller als ich. An einem dieser Bibliotheks-Vormittage rief mich Antonia aufgeregt an: Ihr Nachbar suche dringend Autoren! Ihm sei gerade ein Schreiberling »weggebrochen«, der eine Artikelreihe über Darwin schreiben sollte. Der gute Mann habe einen Bandscheibenvorfall erlitten, also war jetzt »Holland in Not«. Gesucht wurde jemand, der einigermaßen schreiben konnte, sich in Biologie auskannte und Anfang Februar einen druckreifen Artikel liefern konnte … Also witterte ich meine Chance und nahm Kontakt mit dem Agenturbetreiber auf.

Was wusste ich noch über den guten alten Darwin aus meinen vier Semestern Biologie? Viel war nicht hängen geblieben. Schlagworte wie »Evolutionstheorie«, »Kampf der Arten«, »Natürliche Auslese«, »biologische Fitness« und Ähnliches schwirrten vor meinem geistigen Auge. Während meines anschließenden Soziologie-Studiums hatte ich zwar mit Begriffen wie »Evolutionismus«, »Sozialdarwinismus« oder »Sozialbiologie« zu tun, aber mit Darwin selbst und seinen Gedanken war ich wenig konfrontiert.

Viel Zeit für das Meistern meiner neuen beruflichen Herausforderung blieb mir nicht. Also mobilisierten mein Mann und ich alle zur Verfügung stehenden Omas und Tanten für die Betreuung Leos, damit ich in Schreibklausur gehen konnte. Gemartert von schlechtem Gewissen, verließ ich morgens die Wohnung, die Laptoptasche um die Schulter gehängt, und kam erst zur Ins-Bett-Bring-Zeit nach Hause. Würde Leo meine Abwesenheit unbeschadet überstehen, fragte ich mich unentwegt. Und tröstete mich damit, dass die Steinzeit-Mamas auch von Sonnenaufgang bis zur Dämmerung unterwegs waren, um Essbares zu sammeln, während der Nachwuchs allein klarkommen musste. Wahrscheinlich hatten die großen Geschwister auf die Kleinen aufgepasst, oder aber es gab schon die ersten Steinhöhlen-Kitas …

Was mir noch mehr Kopfzerbrechen bereitete, war mein Darwin-Auftrag. Womit sollte ich die Reihe eröffnen? Mit den Grundbegriffen der Evolutionstheorie, mit Darwins Biografie oder mit der Kritik an seinem »gefährlichen« geistigen Erbe?

Wenn ich Darwins Kindheit mit dem behüteten Dasein unseres Sohns vergleiche, packt mich der blanke Neid: Der kleine Charles lebte all jenes aus, was unser Leo liebend gerne tun würde: Stundenlang herumstreunen, begleitet vom Jagdhund; im Dreck wühlen, unter dem Vorwand, Käfer und Würmer zu sammeln; Laubhügel durchforsten, auf der Suche nach Igeln und anderen Winterschläfern; durch den Wald reiten und mit der Steinschleuder Vögel erlegen, um sie dann zu präparieren; in einer abgelegenen Hütte Experimente durchführen, bei denen man das Mittagessen vergisst.

Was ein angehender Naturforscher des frühen 19. Jahrhunderts erlebte, würde das Herz jeder heutigen Krankengymnastin oder Ergotherapeutin höher schlagen lassen; es könnte sogar einen eigenen Buchtitel verdienen: »Das große Kompendium der Sinnesintegration nach Darwin«. Na gut, der kleine Charles hatte früh seine Mutter verloren, und außer seinen zwei Schwestern und seinem älteren Bruder (und dem halben Dutzend Dienstmädchen) gab es keinen, der ihm ermahnende Worte hinterherrief, wenn der Knabe ohne Hut oder Regencape hinausritt. Vater Darwin, ein angesehener Arzt, hatte womöglich alle Hände voll zu tun mit der Praxis und dem Familienmanagement und schaltete sich in die Erziehung vor allem dann ein, wenn eine Standpauke angesagt war. Und die gab es wohl häufig, denn der heranwachsende Charles tat sich mit der Schule reichlich schwer. Latein und Altgriechisch pauken, Gedichte auswendig lernen oder trockene Rechenaufgaben lösen – das war ihm alles zu öde. Das Schulsystem des frühen 19. Jahrhunderts entsprach offenbar nicht seiner inneren »Wirklichkeit« und vermochte seinen persönlichen Wissensdurst nicht zu stillen.

Vermag das Schulsystem, in das Leo hineingeboren wurde, ein wissbegieriges Kind besser zu erreichen? Schon möglich, leider hat unser Sohn die Anziehungskraft des Systems »Schule« noch nicht entdeckt, obwohl er ziemlich wissbegierig ist.
Ich freue mich immer, wenn ich von berühmten Wissenschaftlern lese, die angeblich Schulversager waren. Vielleicht sind das kuriose Ausnahmen, die gerne von Eltern zitiert werden, deren Kinder Lese-Schreib-Rechen-Schwächen oder andere Auffälligkeiten aufweisen. Mag sein. Vielleicht hat es auch damit zu tun, dass große Wissenschaftler von klein auf geniale Individualisten sind, die in kein System passen. Dass Schulunterricht oft zum Einschlafen langweilig war, daran erinnere ich mich auch, obwohl ich weder ein Genie war noch schlechte Noten hatte.

Um den Jargon der Evolutionsbiologen zu gebrauchen: Der junge Darwin hatte das Privileg einer Kindheit genossen, die für seine Forscheranlagen förderlich war. Die genetisch-sozialen Voraussetzungen waren gut: Der wohlhabende Vater war Arzt und Universalgelehrter, der Großvater – Dichter, Naturforscher und Evolutionstheoretiker. Beste Startbedingungen für das Heranreifen eines jungen Forschers. Doch wäre aus diesen »Erbanlagen« der uns bekannte Darwin hervorgegangen, wenn er eine heutige Halbtagsschule mit anschließender Hortbetreuung besucht hätte? Was wäre unter anderen Umständen aus seiner Leidenschaft geworden, Käfer, Vögel und jegliches Getier zu beobachten, zu sammeln und zu beschreiben? Was wäre aus Charles geworden, hätte er Medizin zu Ende studiert, und nicht das Studium abgebrochen? Dann hätte er wahrscheinlich eine Arztpraxis in Edinburgh eröffnet und hätte nicht das Angebot angenommen, mit der »Beagle« um die Welt zu reisen. Er hätte nicht als Forschungsreisender das Erdbeben von Chile erlebt oder die Buchfinken auf den Galapagos-Inseln bewundert – beides Schlüsselerlebnisse für das Entstehen seiner Evolutionstheorie.

Was war Vorbestimmung, was war Glück?

Darwin war vor allem ein Kind seiner Zeit. Wenn man das nötige Kleingeld besaß und ein Mann war, konnte man damals wahre Grundlagenforschung betreiben. Es gab noch viel zu entdecken und begreifen! Wer einen Pioniergeist hatte und das Privileg der Bildung genoss, konnte die interessierte Öffentlichkeit leicht ins Staunen versetzen. Im zarten Alter von 22 Jahren wurde Sir Charles zu einer Weltumsegelung auf »Staatskosten« eingeladen. Was für eine Ehre, eine Forschungsreise in königlichem Auftrag als Geologe und Natursammler zu begleiten!

Die Reise war ertragreich: Nach fünf Jahren um die Welt hatte Darwin nicht nur Gesteine vermessen, unbekannte Pflanzen und Tiere gesammelt und präpariert, sondern auch die wichtigsten Anregungen für seine spätere Evolutionstheorie erhalten. Vier Jahre später trägt er in »Die Reise mit der Beagle« seine Beobachtungen begeistert zusammen. Doch seine bahnbrechenden Evolutionsgedanken wird er noch lange wie ein gefährliches Geheimnis hüten. Er wird jahrzehntelang Beweise sammeln, die belegen, dass die biologischen Arten nicht nach einem göttlichen Plan, sondern in einem Wechselspiel von Zufall, Anpassung und natürlicher Auslese entstanden sein müssen.

Wovor hatte Darwin sich derart gefürchtet? Vor der Rache der Kirche, dem Schmäh der Öffentlichkeit oder vor der Tragweite seiner eigenen Theorie?

In ihrer Radikalität erinnern seine Gedankenkonstrukte an das »Teufelswerk« eines Kopernikus oder Galilei. Er muss sich im fernen 19. Jahrhundert ähnlich einsam gefühlt haben wie die Sternenforscher, die wagten zu behaupten, dass die Erde eine Kugel sei. Darwin ging einen Schritt weiter: Er stellte die ganze Schöpfungsgeschichte infrage. Dem Hobby-Geologen zufolge konnte die Erde unmöglich erst 10.000 Jahre alt sein, wenn die Erdschichten Fossile zutage fördern, die viel älter sein müssen.

Der Naturforscher und examinierte Theologe war überwältigt von der Vielfalt der Lebewesen, die er während seiner Lehr- und Wanderjahre mit der »Beagle« beobachtet hat. Bei seiner Rückkehr nach England war er nunmehr überzeugt, dass nicht Gottes Hand, sondern die geologisch-klimatischen Verhältnisse für die Entstehung der Lebewesen verantwortlich zeichnen. Ob ein kleiner Vogel namens »Fink« auf einer britischen oder auf einer Galapagos-Insel geboren wurde, bestimmt über die Farbe seiner Feder und die Form seines Schnabels! Laut dieser Theorie führt der blinde Zufall das Regiment, und nicht eine höhere Vernunft.

Diese ketzerischen Gedanken werden Darwins Kritiker ihm nicht verzeihen. In den Evolutionsprinzipien der Mutation/ Variation, Selektion und Vererbung sehen sie den Grundstein eines mechanistischen, inhumanen Menschenbildes gelegt. Demnach findet allenthalben ein Kampf ums Überleben statt, der als Kampf der Kreaturen um die knappen Ressourcen gesehen werden muss. Nur der Stärkere oder der Pfiffigere setzt sich durch und schafft es, seine »Gene« weiter zu vererben.

Als Darwin kurz vor seinem Tod auch noch behauptete, dass der Mensch vom Affen abstamme, war der Schlamassel komplett. Zeitgenössische Karikaturen zeigten den betagten bärtigen Gelehrten mit Affenohren und Affenschwanz, was zeigt, wie groß die Empörung damals war. Wie konnte es jemand wagen zu behaupten, dass der Mensch nicht die exklusive Krone der Schöpfung ist?

Auch in neuerer Zeit erfährt Darwins Lehre harte Kritiken: Man denke nur an den Sozialdarwinismus mit seinen grausamen Auswüchsen im Nationalsozialismus. War also die Evolutionstheorie daran schuld, dass der Traum vom starken, gesunden, perfekten, überlegenen Menschen jahrzehntelang wie ein Spuk das Denken und Handeln in Europa beherrschte?

Was ich mich damals, als ich über den Darwinismus recherchierte, fragte: Hat denn unser zartes Küken in dieser brutalen Welt überhaupt eine Chance?

»Müssen Tiere auch zur Schule?«
Von bockigen Schafen und göttlichen Strafen

Nur noch zwei Tage bis zur Einschulung. Leo und ich schlendern zum Spielplatz.

»Muss jedes Kind in die Schule?«, fragt er unvermittelt.

»Ja.«

»Warum?«

»Weil es die Schulpflicht gibt.«

»Und die Tiere, müssen die auch zur Schule?«

»Bestimmt. Nur lernen die andere Sachen als wir.«

»Was denn?«

»Kommt auf das Tier an. Wenn du ein Hase wärst, was müsstest du lernen?«

»Schnüffeln, Hüpfen, Knabbern, Buddeln«, ruft Leo und wirft sich ins Gras, um mir alles exakt vorzuführen. Er wäre ein guter Hasenschüler gewesen.

»Und was ist, wenn der Fuchs kommt?«, trübe ich seine Freude ein.

»Dann renne ich weg.«

»Aber wie machst du das genau?«

»Das weiß ich nicht.«

»Siehst du. So was Nützliches lernt man in der Hasenschule. Wie man ›Haken schlägt‹ zum Beispiel.«

»Und in der Menschenschule? Was lernt man dort?«

»Ach Leo. Das haben wir schon so oft besprochen«, seufze ich.
»Lesen, Schreiben, Rechnen, Malen …«

»Nur das?«, fällt er mir ins Wort.

»Lass dich überraschen!«

»Und was ist mit Spielen?«, ruft er.

»Ihr werdet bestimmt auch spielen«, beruhige ich ihn.

Nach einer kurzen Pause fragt er leise:

»Und passen die Lehrer gut auf mich auf?«

»Natürlich. Na, Leo, hast du Angst vor dem Fuchs?«

»Ach nö. Ich frage nur so.«

Wir Eltern hatten uns bewusst für diese Grundschule entschieden. Eine kleine gemütliche Einrichtung. Fortschrittliche Pädagogik. Integrationserfahrung. Eine jung-dynamische Schulleitung. Jedes Kind wird dort abgeholt, wo es steht, wie es auf dem Info-Abend hieß. Christliche Werte inklusive. Bestimmt das Richtige für Leo nach dem behüteten Kindergarten, dachten Enno und ich. Wir hatten ein gutes Gefühl, trotz der Warnung des Amtsarztes im Vorfeld:

»Das mit der Beschulung wird nicht einfach«, hatte er nüchtern prophezeit.

»Inwiefern?«

»Weil es in Deutschland keine geeignete Schulform gibt, die auf einen Fall wie Ihren Sohn zugeschnitten ist.«

»Und was wäre die Alternative?«

»Eine Förderschule.«

Ja, Ja. Lass ihn reden, dachte ich damals übermütig. Der gute Mann wurde dafür bezahlt, Prognosen und Gutachten zu erstellen. Ich konnte es einfach nicht glauben: In meiner Wahlheimat, dem hoch entwickelten Deutschland, sollte es keine geeignete Schule für unser Kind geben? War eine gewisse UNO-Konvention zur Inklusion behinderter Menschen nicht gerade hierzulande gesetzlich bindend geworden?

Außerdem: So gravierend war der Fall Leo doch nicht! Unser Kind biss und schlug nicht, konnte sich fortbewegen, konnte in ganzen Sätzen reden, war zwar motorisch verlangsamt, aber ansonsten recht aufgeweckt. Und vor allem – diese Grundschule hatte ihn getestet und sich bereit erklärt, ihn als »Integrations-Kind« zu beschulen. Mit allem, was dazu gehört.

Am Abend vor dem ersten Schultag nervte ich Enno ein letztes Mal mit meinen Zweifeln.
»Mehr als zwanzig Kinder in einer Klasse, verschiedene Altersstufen, mehrere I-Kinder. Wird das nicht zu viel für Löwi?«
»Die werden wissen, was sie tun. Die haben doch Erfahrung mit Integration.«
»Es heißt jetzt Inklusion.«
»Wollte ich sagen. Konntest du etwas über die anderen Inklusions-Kinder in der Klasse erfahren?«
»Leider nicht.«
»Ja, stimmt. Das Patientengeheimnis. Schade.«
Was die Wahrung des Patientengeheimnisses betrifft, ist mein Mann die Gewissenhaftigkeit in Person. Trotzdem hätte er es sehr begrüßt, wenn das Lehrerteam vorher das Gespräch mit uns gesucht hätte, damit wir gegenseitig wichtige Infos austauschen können. Man hätte sogar ein Kennenlern-Treffen für alle Eltern von I-Erstklässlern einrichten können. Wir hätten gern unsere Sorgen und Hoffnungen mit anderen »Betroffenen« geteilt und uns vernetzt. Noch war ja alles möglich. Leos erstes Schuljahr fing ja erst an.

Die Einschulungsfeier. Leo will nicht bei den anderen Erstklässlern auf dem Fußboden hocken, sondern bei Mama und Papa. Auf dem Podium sitzt eine Frau am Klavier. Als sie aufsteht und sich zum Saal umdreht, sieht man, dass es Pippi Langstrumpf ist.

»Hallo Kinder«, ruft sie in den Saal.

»Ist das die Schulchefin, Mama?«, flüstert Leo.

Ich frage leise in der Reihe hinter mir: »Wer ist das?«

»Die Pastorin«, flüstert jemand zurück.

»Und wann kommt die Chefin?«, wundert sich Leo.

»Ach, die Schulleiterin hält bestimmt gleich auch eine Rede«, beruhigt ihn Enno und wirft mir einen fragenden Blick zu. Nach dem gemeinsamen Singen ist es so weit. Doch anstelle der uns bekannten Schulleiterin tritt eine etwas mürrische Dame vor, die versäumt, sich vorzustellen. Wahrscheinlich die provisorische Leiterin. Was wohl mit der anderen passiert war?

Die Begrüßungsansprache ist knapp gehalten, es gibt auch ansonsten kein Programm. Alle wirken irgendwie erleichtert, als die Zeremonie ihren Höhepunkt erreicht hat: Jeder Erstklässler wird von seinen zwei Paten zur Klasse, nein, zur »Lerngruppe«, begleitet.

Nach eineinhalb Stunden, in der wir Angehörige etwas verloren für Kaffee und Kuchen anstehen, erstürmen die ersten Eingeschulten die Aula. Nur, wo ist unser Leo? Wir finden ihn im Raum der »Kürbisse«. Er harrt da wie der letzte Mohikaner aus, in Kriegsbemalung, und kleistert orange Papierschnipsel auf seinen Pappmachee-Kürbis. Der Klassenlehrer ist leider nicht mehr zu finden, die Erzieherin lehnt an einem Schreibtisch und lächelt uns verschwiegen an. Nein, sie habe keine Fragen an uns. Ich versuche ihr ein paar Infos oder Eindrücke zu entlocken, ach nein, alles sei gut verlaufen.

Vor dem Ins-Bett-bringen fragt mich Leo:

»Wenn man schreiben gelernt hat, muss man noch weiter zur Schule?«

Ich nicke. Er macht ein unglückliches Gesicht:
»Muss ich denn ein Leben lang, bis ich Kind bleibe, immer zur Schule? Werde ich nie wieder frei haben? Ganz lange frei haben?«
Das fängt ja gut an! Da muss ich ihn in den Arm nehmen:
»Warum fragst du mein Schatz? Wovor hast du Angst?«
»Müssen wir morgen schon wieder schreiben?«
»Ich denke, schon!«
Er seufzt niedergeschlagen:
»Ich werde nie schreiben lernen!«
»Ach was. Jeder lernt schreiben. Der eine schneller, der andere langsamer. Und wenn du morgen nicht mehr kannst – dann malst du eben ein bisschen. Okay?«
Unser hoch motivierter Erstklässler nickt. Überzeugung sieht anders aus.

Der Gedanke war an sich gut. Jeder Erstklässler bekam zwei Paten an die Seite gestellt, nach dem Prinzip der Großfamilie: Die Älteren kümmerten sich um die Jüngeren; die Kleinen lernten von den Großen, um später das erworbene Wissen weiterzugeben. Und vor allem: Die Stärkeren beschützten die Schwächeren.
Ich sehe heute noch Leo zwischen seinen Paten sitzen, die für mich ab sofort Stupsi und Jonny hießen. Obwohl ich Stupsnasen mag, schlug mein Herz stärker für Jonny. Nicht nur weil er einen melancholischen Blick wie Jonny Depp hatte, sondern weil er sehr zuverlässig wirkte.

Ein paar Tage später. Als ich Leo abholen komme, belausche ich unwillkürlich folgende Unterhaltung:
Jonny: »Er hat blonde Haare!«
Stupsi: »Nein, schwarze.«

Jonny: »Meine Haare sind schwarz, du Blödmann. Seine sind blond, wie nasser Sand.«

Ein blonder Erstklässler zeigt auf seinen eigenen Kopf: »Nein, ich bin blond«, und dann auf die Haare von Leo, der gerade etwas kritzelt, gebeugt über dem Schreibtisch: »Und seine sind rot-braun, wie … rostige Nägel.«

»A-a-a-h«, kreischt Leo auf. »Hört auf, so über meine Haare zu reden.«

Als er mich sieht, stürzt er heulend auf mich.

»Ist nicht so schlimm«, sage ich beschwichtigend.

»Doch! Sie machen sich lustig über mich!«

Natürlich bin ich alarmiert. Wer weiß, was er sich sonst noch für Kommentare anhören musste. Aber soll ich gleich die Axt aus meinem Rucksack holen?

In den nächsten Tagen häufen sich Leos Berichte über seine Paten. Er erwähnt es immer beiläufig, nie auf Nachfrage. Zum Beispiel beim Trinkflasche-Saubermachen:

»Jonny hat gesagt, da ist Pipi drin.«

Also, lasse ich es ab sofort sein, gelbe Saftschorlen in Leos Trinkflasche zu füllen.

Oder beim Hosewechseln:

»Mein Bauch tut weh.«

»Warum?«

»Weil mich Jonny gegen die Tischkante gedrückt hat. Ich sagte, er soll aufhören, aber er machte weiter. Ich konnte keine Luft holen.«

»Und hast du dich beim Lehrer oder der Erzieherin beschwert?«

»Die waren gerade nicht da.«

»Morgen werde ich mit denen reden«, sage ich aufgebracht.

»Nein Mama, brauchst du nicht. Wenn das noch mal passiert, erzähle ich das im Sitzkreis. Und da kriegt Jonny bestimmt einen roten Punkt.«

Na gut, dachte ich, unser Kind kann sich wehren. Lass ihn machen. Was es mit dem roten Punkt auf sich hatte, war mir allerdings noch nicht klar.

Körperliche Gewalt konnte Leo offenbar besser ertragen als verbale. Nach einigen Tagen erklärte er, er wolle nicht mehr neben dem Paten und dem blonden Erstklässler sitzen:

»Sie sagen, dass ich stinke. Ich will nicht mehr beleidigt werden! Ich will woanders sitzen!«

Am nächsten Tag gab die Erzieherin zu:

»Ja, da gibt es gewisse Spannungen am Tisch. Aber das wird sich bestimmt geben. Sind eigentlich nette Jungs. Zu Leo sowieso.«

Nur Leo sah das anders.

Als er an einem Freitagabend mit Papa Fußball guckte, erzählte Leo, dass er heute in der Schule kein Fußball mitspielen durfte.

»Warum denn das?«, wunderte sich Enno.

»Jonny wollte das nicht. Er schrie: Leo soll tot sein.«

Damals konnte Leo alles andere, nur kein Fußball spielen. Einem Ball mit Augen und Füßen zu folgen, war für ihn eine wahre Herausforderung. Wahrscheinlich stand er auf dem Spielfeld allen im Wege. Und trotzdem: In seinen Ohren muss dieser Satz wie eine echte Morddrohung geklungen haben.

Also durfte Leo ab der folgenden Woche woanders sitzen, und zwar neben der ruhigen Zweitklässlerin Martha, eine wahrlich gute Entscheidung.

War Pate Jonny ein Fiesling? Während eines Ausflugs musste er Leo an der Hand halten und ist angeblich extra schnell gelaufen, so dass Leo dauernd stolperte und hinfiel. War dieser Junge ein Monster? Wohl kaum, denn ich hatte durchaus beobachtet, wie liebevoll er mit anderen jüngeren Mitschülern umgehen konnte. Er war mit seiner Aufgabe, Leo zu unterstützen, schlicht überfordert. Und das hatte keiner sehen wollen.

Aus der Distanz der Zeit wird mir klar, dass die Kinder in dieser Klasse das erste halbe Schuljahr nur mit Verteilungskämpfen beschäftigt waren. Wie die Ratten, die sich gegenseitig angreifen, wenn das Futter zu knapp wird. Es mangelte offenbar an genügend Aufmerksamkeit und Autorität seitens der Lehrer und an pädagogischer Führung seitens der Erzieherin.

Auch wir Eltern waren blind. Vor lauter Sorge, ob er in der Klasse »ankommt«, hatten wir vergessen, dass Leo etwas lernen sollte. Soziales Lernen ist auch wichtig, trösteten wir uns. Und hofften, dass der Unterricht nicht so konzeptlos verlief wie der erste Elternabend. Die Schule bot ja interessante Sachen an: Gestalten, Musik, Ausflüge. Irgendwann würden auch das Schreiben und Lesen klappen. Innovative Pädagogik, ein Klassenlehrer mit heilpädagogischer Ausbildung, was sollte da schiefgehen.

Zumal der Klassenlehrer wirklich nett wirkte: Ein sanfter Mann in den Dreißigern, der zu allen Kindern gerecht sein wollte. Warum er allerdings alle Versuche, mit ihm ins Gespräch über Leo zu kommen, großmütig abwinkte, war uns rätselhaft.

Heute, nach fast vier Jahren Schulerfahrung mit Leo und diversen Fortbildungen, weiß ich, wie wichtig der enge Austausch mit Lehrern und Erziehern fürs Gelingen der Inklusion ist. Man muss an einem Strang ziehen, und zwar bezogen auf den Bedarf des Kindes. Für gutes Gedeihen im schulischen Garten brauchen zarte Pflänzchen mehr Pflege.

Von der Not unseres Kindes haben wir erst nach den Weihnachtsferien erfahren. Zwar erzählte Leo gelegentlich, Jungs würden ihn auf dem Klo mit Klopapierrollen bewerfen, aber das war ja »Pipi-Kram«. Auch wunderte es mich nicht, wenn ich regelmäßig seine Hefte, Stifte, Flasche, Brotdose auf dem Boden im Klassenraum verteilt vorfand. Für Leo ist es bis heute schwer, Sachen zu sortieren. Ich war auch nicht sehr überrascht, als die Erzieherin nachfragte, ob er schon mal »trocken« gewesen ist. Es ging ja gelegentlich etwas »daneben«, und Leo war nicht das einzige Kind in der Klasse, bei dem das mal vorkam. Nachdenklicher wurde ich, als der Lockenkopf, ein Junge aus der Nachbarklasse, mich auf Leo ansprach …

Wir sind gerade in der Garderobe, auf der Suche nach Leos Jacke und Schuhen, als der Lockenkopf zu mir kommt und auf meinen Sohn zeigt:
»Die anderen Kinder schimpfen oft mit ihm. Warum rennt er denn immer so herum?«
Er meint Leo, der gerade seine Kreise dreht. Meistens ein Zeichen der Müdigkeit und ein Versuch, seinen Tonus aufzubauen. Leo hört uns trotzdem, denn er hat seine Ohren überall.
»Es ist einfach so«, beginne ich mit fester Stimme. »Leo muss sich bewegen, mehr als andere Kinder, er braucht das, um seinen Körper besser zu spüren.«
»Ach ja! Das hat noch ein anderer Junge hier in der Schule, aber viel stärker. Aber warum kommt Spucke aus seinem Mund?«
»Wenn seine Muskeln müde sind, dann passiert das manchmal. Leo merkt das nicht immer. Man kann ihm das aber sagen. Nicht wahr, Leo?«, versuche ich meinen Sohn an dem Gespräch über ihn zu beteiligen.
Leo nickt flüchtig und zieht mich am Ärmel:
»Komm Mama, wir wollten doch schnell auf den Schulhof.«
Das Gespräch prallt an ihm scheinbar ab.
Allerdings fragt mich Leo am nächsten Morgen im Bus:

»Bin ich dumm?«

»Wie kommst du denn darauf?«

»Weil ich so komische Sachen mache, wie herumspringen und so.«

»Nein, bist du nicht. Dein Körper tut manchmal Dinge, die andere Kinder nicht tun. Für deinen Körper ist das wichtig. Für andere sieht das komisch aus.«

Am selben Nachmittag, auf dem Schulhof. Ich will Leo abholen. Eine Traube noch nicht abgeholter Kinder schart sich um eine siechende Taube und diskutiert, was nun zu tun sei. Mein Leo mischt auch mit, er hat mich noch nicht gesehen. Er bückt sich interessiert zur Taube herunter:

»Nein, Leo, lass sie in Ruhe!«, erschallt es aus mehreren Mündern.

Er lässt sich aber nicht beirren, hat etwas Bestimmtes vor. Geht zu einem Busch, kommt mit einem großen Blatt zurück, bückt sich zum Vogel, und schon wieder erschallt es aus mehreren Hälsen:

»Lass das, Leo!«

Leo lässt das Blatt fallen:

»Ich wollte sie nur zudecken. Damit sie in Ruhe sterben kann«, murmelt er.

Ich stehe mittlerweile direkt hinter Leo und sehe, wie ein Kind sein Blatt heimlich hochhebt und die Taube damit zudeckt.

Der sterbende Vogel ist anschließend ein abendfüllendes Thema. Die Szene mit der Taube war an sich harmlos, aber sie ging mir nicht aus dem Kopf. Immer wieder hallten in mir die ärgerlichen Stimmen der Kinder nach, die wie Krähen auf Leo herumhackten. Offenbar gefiel es einigen sehr, jemanden zurechtweisen zu können, jemanden zu haben, an dem sie Ärger und Frust ablassen konnten.

Die Herbstferien fielen dieses Jahr spät aus. Die erste Woche schulische Ferienbetreuung war überstanden. In der zweiten Woche konnten wir zum Glück Urlaub zu dritt machen. Am Sonntagabend nach dem Urlaub konnte Leo ewig nicht einschlafen. Er heulte Rotz und Wasser, wollte nicht zur Schule am nächsten Morgen. Das ist der erste Schulüberdruss, dachten wir, normal nach so einem schönen Urlaub.

Aber irgendwann, völlig abgekämpft, rief er:

»Ich gehe nur hin, wenn die Lehrer meinen roten Punkt wegwischen!«

»Was für einen roten Punkt?«, fragten Enno und ich im Chor.

»Na, ja – der rote Punkt auf der Strafpunkte-Tafel.«

»Und wer vergibt diese Punkte?«, hakte Enno nach. »Der Lehrer oder die Erzieherin?«

»Nein, die Kinder«, sagte Leo.

»Wie – die Kinder?«, stutzte ich.

»Na ja, die Kinder. Versteht ihr das nicht? Im Sitzkreis nach der Pause. Dann vergeben wir uns Punkte, wenn jemand Mist gebaut hat.«

»Alles klar«, sagte Enno.

»Er bringt bestimmt etwas durcheinander«, meinte Enno später zu mir, und ich pflichtete ihm bei.

Am nächsten Morgen brachte ich – entgegen dem Reglement – Leo bis in den Klassenraum und schaffte es, einen Blick auf die besagte »Straftafel« zu erhaschen. Tatsächlich hing da ein riesiges Flip-Chart-Brett neben der Schultafel, auf dem die Namen aller Kinder aufgelistet waren. Hinter jedem Namen und für jeden Tag klebte je ein Punkt, in Rot oder in Grün.

Hinter dem Namen unseres Kindes prangten lauter rote Punkte. Die ganze letzte Woche vor den Ferien hatte also Leo auf diese

Tafel geschaut, die ihn jetzt wieder mahnend empfing. War es verwunderlich, dass er nicht in die Schule wollte?

Und warum hatte uns keiner informiert, dass unser Sohn Probleme macht? Und wer vergab überhaupt diese Strafpunkte?

»Geh jetzt rein, Leo, ich werde heute Nachmittag mit den Lehrern reden«, flüsterte ich ihm zu. »Alles wird gut!«

»Ich will nach Traumland ziehen!«

Von den Notflügen der Fantasie und den Notrügen der
Pädagogik

»Im Traumland ist alles möglich«, erklärt unser Erstklässler,
während ich ihm aus dem Schlafanzug helfe. »Dort gehe ich in
die sechste Klasse, und die Erwachsenen sind winzig. Und da
gibt es keine roten Punkte!«
Seitdem die »Strafpunkte« in Leos Alltag Einzug halten, ist das
Traumland wieder aktiviert. Das ist das Fantasiereich, wo unser Kind Urlaub von der Wirklichkeit macht.
Im Traumland zu sein, hat Vorteile. Als ich mir den Kopf am
Waschbecken stoße, tröstet mich Leo:
»Arme Mama! Im Traumland, da bin ich einmal mit dem
Waschbecken im Klassenzimmer zusammengeprallt. Dabei
bin ich hochgeflogen und auf Jonny geplumpst. Er hat sich so
erschrocken, dass er zwei Tage lang nicht reden konnte.«
In seinem Reich hat unser Erstklässler reichlich Geld und kann
alles kaufen, sogar ein Glitzerkleid für das schönste Mädchen
aus seiner Klasse, das neuerdings an seinem Tisch sitzt.
Doch Traumland kann wenig helfen, als ich Leo an einem Freitag abhole …

Sein Klassenzimmer stand leer, ich hatte vergessen, dass um
diese Zeit das Bibeltheater in der Aula läuft. Mein Blick fiel auf
das riesige Flipchart vorne an der Tafel: An vier von fünf Tagen
dieser Woche hatte unser Erstklässler je einen roten Punkt be-

kommen. Was war nur los mit unserem Bengel? Ich hoffte auf ein spontanes Vieraugen-Gespräch, und es klappte tatsächlich: Der Klassenlehrer musste zwar dringend fort, aber ich erwischte die Erzieherin:

»Bis jetzt hatten wir keine Probleme mit Leos Verhalten«, sagte ich. »Wie kommt es, dass er so viele Strafpunkte hat?«

Das seien keine Strafpunkte, lachte die Erzieherin. Es sei nur eine Art Orientierungshilfe für die Schüler. Die sollen lernen, Rücksicht auf die anderen zu nehmen, und sich an die Regeln zu halten, die nun mal für alle gelten.

»Aber wie kommt es, dass nur die Integrations-Kinder solche roten Punkte verpasst bekommen?«

Das sei reiner Zufall, verschränkte die Erzieherin die Arme vor ihrem roten Kapuzenpullover.

»Leider hat uns im Vorfeld keiner erzählt, dass Ihre Schule mit solchen Disziplinierungs-Maßnahmen arbeitet«, sagte ich.

Die Erzieherin zuckte entschuldigend mit den Schultern. Wahrscheinlich wollte die Leitung das Ganze nicht an die große Glocke hängen. Kinder hätten sowieso eine angeborene soziale Intelligenz, beendete sie schmunzelnd das Gespräch.

Diese Bemerkung nahm mir den Wind aus den Segeln, Frau Kapuze mochte vielleicht recht haben, schließlich war es bei den Rudeltieren auch so: Wer aus der Reihe tanzt, wird in die Wade gebissen.

Was Leo nicht wusste: Nach fünf roten Punkten nacheinander durfte man an einem bevorstehenden Ausflug nicht mehr teilnehmen. Keine Ahnung, ob diese Regel wirklich existierte, jedenfalls war für das Wochenende ein solcher Ausflug geplant und unser I-Kind war ziemlich aufgeregt. Die erste gemeinsame außerschulische Unternehmung mit der Klasse stand bevor! Ich stellte mir Fragen wie: Wird sich jemand um Leo kümmern können, wenn unterwegs ein »Malheur« passierte, oder wenn er zu müde war und eine Auszeit brauchte?

Als ich ihn am Donnerstag von der Nachmittagsbetreuung abholte, kam mir unser Sonnenschein schluchzend entgegen:

»Ich darf nicht ins Museum! Ich will aber die Experimente-Ausstellung auch sehen!«

»Wieso denn das?«

»Ich habe fünf rote Punkte«, senkte er den Blick. »Wenn man fünf Punkte hat, darf man nicht mit!«

»Was ist denn das für eine bescheuerte Regel?«, brach es aus mir hervor.

»Ich bin schuld!«, greinte Leo los.

»Außerdem hattest du bis heute nur vier rote Punkte.«

»Aber heute habe ich einen fünften gekriegt!«

Da wachte natürlich in mir das Muttertier auf.

Die Erzieherin trug heute einen türkisfarbenen Pulli, dessen Kapuze sie über die langen Haare gestülpt hatte. Sie stand fröstelnd mit einer anderen Pädagogin zusammen, aber als sie mich in ihre Richtung marschieren sah, machte sie den Rücken gerade.

»Es tut mir wirklich leid«, meinte sie, »aber da kann man nichts tun. Nach fünf aufeinanderfolgenden roten Punkten muss das jeweilige Kind von der Aktivität fernbleiben.«

Es hatte keinen Sinn, weiter zu diskutieren. Leo war eh sofort weggerannt, er kann es bis heute schwer ertragen, wenn seine Erziehungsberechtigten vor ihm Meinungsdifferenzen austragen. Ich sollte lieber den Gesprächstermin abwarten, den ich beantragt hatte.

Tat es seiner Erzieherin wirklich leid, dass Leo nicht mitkommen durfte? Er hatte sich jedenfalls in der Zwischenzeit getröstet, indem er mit einem neuen Kumpel ins Spielen kam. Mit Stöcken im Matsch stochern und neue Allianzen schmieden, gegen den Frust.

Das Trauma, vom Klassenausflug ferngeblieben zu sein, schien überstanden. Allerdings hatte sich eine neue Sorge auf Leos Gemüt gelegt. Ihm war zu Ohren gekommen, dass man auch einen schwarzen Punkt bekommen könnte und dann wurde man abgeholt, wie ein Verbrecher ...

In der Woche drauf bekam ich den Anruf, den alle berufstätigen Mütter befürchten:

»Sie müssen leider ihr Kind abholen, nichts Schlimmes, nur eine kleine Verwarnung.«

Unterwegs zur Schule, versuchte ich mir das »nicht Schlimme« auszumalen: Was mochte unser Spross angestellt haben: Jemanden verletzt, Fensterscheiben zerschlagen oder gar Feuer gelegt, obwohl er noch keine Streichhölzer zünden konnte? Meine Sorge war zugegeben stärker als die Wut.

Als mich Leo erblickte, fing er an, mit den Armen zu rudern:

»Nichts passiert, Mama, nichts passiert.«

Während ich mit dem Lehrer sprach, hielt sich unser Unruhestifter die Ohren zu. Sein Klassenlehrer lächelte ausnahmsweise nicht sanft, sondern blickte ernst drein. Ja, Leo habe heute über alle Stränge geschlagen, er habe nicht nur Mist gebaut, sondern sei gewalttätig geworden. Er habe in der Pause Martha die Nase blutig geschlagen.

War das unser Sohn, von dem da die Rede war? Üblicherweise bekam doch er eins übergebraten. Sein Opfer, die fromme Martha, saß auf ihrem Stühlchen und lugte hinter ihrer Brille hervor. Sie sah zum Glück nicht verletzt aus. Leos Backen wurden dagegen immer roter, plötzlich rannte er auf wackligen Beinen davon.

Martha war einen Kopf größer und um einiges stärker als er. Keine schlechte Leistung, dachte ich insgeheim. Aber was hatte ihm die neue Tischnachbarin getan? Es war bis jetzt noch nie von Problemen die Rede. Auch sie war, so meine Vermutung, ein »Förderkind«. Was mag vorgefallen sein, dass Leo solch aggressive Kräfte entfaltete? Der Lehrer reichte mir eine handschriftliche Liste mit Leos Verstößen. Aus heutiger Sicht – lächerliche Vergehen, doch in der Summe eine beachtliche Anhäufung: Unser Aufwiegler hatte in der Pause mit Erde um sich geworfen, Dreck in fremden Schuhen versteckt (zusammen mit anderen I-Jungs!), seinen Tisch bekritzelt und sogar den Ärmel eines Mitschülers mit der Bastelschere zerschnitten … Innerhalb von vier Unterrichtsstunden hatte sich Leo in Rumpelstilzchen verwandelt. Hatten wir als Eltern völlig versagt?

Ich sah ein, dass Leo aus der Situation entfernt werden musste. Konsequenzen mussten folgen, das war auch klar. Eine folgte am gleichen Nachmittag: Leo durfte nicht an dem geplanten Abstecher zum Abenteuerspielplatz teilnehmen. Mein Kopf sagte mir, dass alles seine Richtigkeit hatte, aber mein Herz behauptete etwas anderes.

Ich stand in der Garderobe mit einem Kind im Ausnahmezustand. Als Leo seine Arme in die Jacke stecken sollte, wehrte er sich, als ob er eine Zwangsjacke verpasst bekam. Normalerweise kam er nach der Schule gern mit nach Hause, jetzt aber musste ich ihn richtig wegzerren.

»Ich will nicht weg! Ich will mit den anderen zum Spielplatz gehen!«, schrie er, als ob er zum Schafott geführt würde.

Natürlich hatten sich sofort Schaulustige um uns versammelt, ein Halbkreis aus fragenden oder mitleidigen Blicken.

»Sie sollen aufhören zu glotzen«, schrie Leo und schlug um sich. Unser »Straftäter« war wie von Sinnen vor Scham und Verzweiflung.

Erst später, als wir beide erschöpft in den Bus stiegen und ein spontan gewähltes Ablenkungsziel ansteuerten, fiel mir ein, dass im knappen Gespräch mit dem Lehrer kein Wort über die möglichen Gründe von Leos »Amoklauf« gefallen war. In den nächsten Tagen würde bestimmt ein Aufarbeitungsgespräch folgen, dachte ich.

»Warum hast du denn der armen Martha überhaupt auf die Nase gehauen«, fragte ich Leo später, als die Tränen versiegt waren.

»Was sollte ich tun, Mama? Sie und ihre Freundin hatten mich auf den Boden gedrückt, auf den Treppen vor dem Schultor, ich musste mich befreien! Ich konnte mich nur mit meiner Faust wehren.«

Es stand Aussage gegen Aussage, denn es gab keine Zeugen.

»Aber was hat denn Martha gegen dich? Ich dachte, ihr sitzt nebeneinander und versteht euch?«

»Ach, nein. Sie tuschelt nur mit ihrer Freundin und lacht über mich.«

»Aber warum?«

»Vielleicht weil ich nicht schreiben kann? Oder … Ich weiß es nicht.«

An diesem Abend ist Enno mit dem Vorlesen dran, ich mit dem Abwasch. Die Stimmen von Vater und Sohn drängen bis zu mir in die Küche, ein angenehmes Gemurmel vor dem Hintergrund des Radios.

Eine Viertelstunde später stürmt Enno zu mir herein:

»Weißt du, was er zu mir gesagt hat«, flüstert er aufgebracht. »›Papa, bete zu Gott, dass er alle Punktelisten vernichtet!‹ Ich, der aus der Kirche ausgetreten bin, soll beten! Da hast du jetzt deine tolle Schule!«

»Und was hast du gesagt? Hoffentlich hast du ihm nicht den Schulgottesdienst madig gemacht! Du weißt doch, dass Beten in Notlagen helfen kann.«

»Keine Sorge. Ich habe ihm nur gesagt, dass man manchmal selbst etwas tun muss. Zum Beispiel protestieren oder sich mit anderen Kindern zusammentun.«

»Und was hat Leo gesagt?«

»Gute Idee, Papa.«

Tag eins nach dem Schwarzen Punkt. Wir haben unterwegs zur Schule alles besprochen: Auf Stopp hören, Hilfe holen, wenn ihn jemand ärgert oder wenn er etwas nicht kann … Leo nickt alles ab, nickt gegen die Angst an, dass er etwas falsch machen könnte.

Nur bei einem Vorschlag will er nicht mitziehen: Beim »Klassenrat« das Wort zu ergreifen. Er will nicht vor der versammelten Klasse erklären, wie schwer es ihm manchmal fällt, sitzen zu bleiben. Dass sein Körper ihn im Stich lässt, wenn er nicht seine Kreise dreht oder sich auf den Teppich legt. Dass seine Hände und Füße Dinge anfassen müssen, ohne dass er das will. Dass seine Gedanken manchmal sprudeln und er sie mit anderen Kindern teilen muss.

Dass er sich sehr gern mit einem Jungen aus der Klasse verabreden würde … und mal zum Geburtstag eingeladen werden möchte … Er könnte vieles erzählen, wenn jemand ihn dabei begleiten und unterstützen würde.

Aber Leo hat Angst, allein vor allen Kindern über seine »Schwächen« zu reden.

»Nein Mama, ich sage lieber nichts. Sonst merken alle, dass ich schwach bin, und ärgern mich noch mehr.«

Mimikry als Überlebensform. Auf den Kopf gefallen ist unser Löwi nicht.

An diesem Abend fällt Leo das Einschlafen besonders schwer. Streicheln, massieren, in den Schlaf singen, heißt dann die bewährte Formel. Bis es aus ihm endlich herausprudelt:

»Jetzt habe ich einen schwarzen Punkt. Was wohl danach kommt?«

Für mich war klar, dass gehandelt werden musste. Wie dachten wohl die anderen I-Kinder und ihre Eltern über das Strafpunktesystem?

Es waren Tage des Aufbruchs: Aushänge anpinnen und Adressen sammeln, E-Mails schreiben und telefonieren, mit anderen I-Eltern auf dem Schulhof unauffällig ins Gespräch kommen. Neben dem Lästern über das fragwürdige Strafpunktesystem, das offenbar von jeder Klasse je nach Gusto umgesetzt wurde, konnte man die Spieldynamik beobachten. Interessanterweise rotteten sich diejenigen zusammen, die irgendwie aus dem Rahmen fielen. Hatten Jungs, die anders tickten, tatsächlich mehr gemeinsame Interessen? Brauchten unsere besonderen Kinder wirklich stärkere Reize und waren dadurch für die »Normalen« schwer zu ertragen? Oder bildete sich um sie herum automatisch eine unsichtbare Demarkationslinie, eine Art Elektrozaun um die schwarzen Schafe?

Durch die Gespräche mit den Eltern und die Spielallianzen der Kinder ergaben sich unerwartete Bündnisse. Man arbeitete gemeinsam einer Krisensitzung zum Thema »Integration und Inklusion« entgegen. Die dann tatsächlich stattfand.

Wie in der großen Politik wurde ein Vertreter von Oben entsandt, der das Menschenbild des Dachverbands auf Powerpoint präsentierte, und es war tröstlich zu hören, dass vor Gott alle Kinder gleich sind. Es war tröstlich zu sehen, dass nicht nur die I-Eltern sich für das Thema interessierten, sondern auch ein paar Eltern von Kindern ohne Förderbedarf.

Irgendwann kam auch das Thema »Punkte« an die Tagesordnung. Auf einmal schien sich keiner der anwesenden Lehrer so recht zu erinnern, warum und wann dieses Bestrafungssystem eingeführt wurde. Die Schulleiterin versprach schmallippig, bis spätestens nach dem Sommer korrigierend einzugreifen.

Gegen Ende der Veranstaltung meldete sich einer der gescheitelten Väter zu Wort und fragte, was denn an diesem Punktesystem falsch sei. Das sei doch eine Chance für die I-Kinder zu lernen, sich der Mehrheit anzupassen.

»Hat Ihre Tochter jemals einen roten Punkt nach Hause gebracht?«, fragte ich und versuchte, nicht zänkisch zu wirken.

»Nein. Sie hatte bis jetzt immer grüne Punkte.«

»Das heißt, sie war immer in der glücklichen Position, Strafpunkte vergeben zu dürfen. Sie durfte die Richterin sein. Haben Sie Ihr Mädchen mal gefragt, wie sie sich fühlen würde, wenn sie selbst auf der Anklagebank sitzen würde?«

Der Vater murmelte versöhnlich: »Ja, Sie haben wahrscheinlich recht.«

Innerlich war er bestimmt froh, dass er beim Stückeverteilen vom großen »Kinder-Kuchen« ein makelloses Stück abbekommen hatte.

Auch ich kam ins Grübeln. Vielleicht waren diese Punkte doch nicht so schlimm? Auch wenn ich das intuitive Gefühl hatte, dass man Grundschulkindern nicht die Aufgaben von Erwachsenen aufbürden darf.

Eine Lehre hatte Leo doch gezogen:

»Was weiß Martha jetzt?«, fragte er mich ein paar Tage, nachdem er seine Sitznachbarin gehauen hatte.

»Was denkst du?«

»Dass man mich nicht mehr herumkommandieren darf.«

Auf Ebene der Schulleitung wurde Verbesserung versprochen. Auf Ebene der Klassenleitung geschah nichts. Das Lehrerteam war überzeugt, dass das tägliche Vergeben von Punkten unter den Schülern richtig sei.

Leos Fortschritte im Lernen ließen auf sich warten.

Die Erzieherin klagte, er würde immer häufiger den Toiletten-gang verweigern und es danach leugnen. Das nenne man Lügen. Gedanken über einen Schulwechsel drängten sich auf. Aber wohin mit dem Erstklässler, mitten im Schuljahr? Und das, wo sich allmählich erste zarte Freundschaften anbahnten?

Wieso hatte ich mich bis jetzt nicht mit den Eltern aus der Kita ausgetauscht, wie das in ihren Schulen so lief?

Beim Treffen in der Kita-Kneipe brennt diesmal kein Kamin, denn es ist schon Frühling. Es ist gar nicht so lange her, dass wir hier nachmittags bei Kaffee und Kuchen saßen, während sich unsere besonderen Kinder draußen im Sand suhlten.

Nun sind wir zu dritt.

»Warum habt ihr denn keine Schulbegleitung beantragt?«, fragt mich die eine Mutter, deren Sohn schon das zweite Jahr als I-Kind unterwegs war.

»Ich wusste nicht, dass es so etwas gibt, hat uns keiner gesagt«, antwortete ich. »Außerdem ist dein Sohn ein besonderer Fall. Vielleicht steht ihm das automatisch zu.«

»Kann sein«, nickt sie. »Autisten werden von einem anderen Amt begutachtet. Aber körperlich Behinderten sollte auch Un-terstützung zustehen. Besonders jetzt, nach dem Inklusionsge-setz.«

Wie ich diese Frau liebe für ihre guten Tipps! Warum habe ich sie nicht früher angerufen? Wollte ich sie mit meinem Kram verschonen, oder wollte ich mich vor Vergleichen mit anderen besonderen Kindern schützen?

Dann meldet sich die Dritte im Bunde:

»Und habt ihr mal dran gedacht, Leo auf die Körperbehinder-ten-Schule zu geben? Wir sind sehr zufrieden damit. Unserer macht gute Fortschritte dort.«

Für ihren Sohn ist das sicher die richtige Schule, denke ich im Stillen. Er sitzt im Rollstuhl, kann sich wenig artikulieren und bewegen, aber doch nicht für Leo ... Als ich jedoch höre, dass ihr Erstklässler schon bis 20 zählen und bis 5 rechnen kann, werde ich neidisch.

Während Leo soziale Kompetenzen anhäufte, wurde woanders Grundschulwissen gesammelt.

Kurz vor Ende des Schuljahres bekam Leo tatsächlich eine Integrationshilfe genehmigt. Nach einigen Begründungen, Anträgen und vielen Telefonaten fand sich endlich eine vakante FSJ-lerin. Die junge Frau, die selbst bis vor einem knappen Jahr die Schulbank gedrückt hatte, freute sich auf ihre neue Aufgabe. Nur Leo fand es nicht so gut, eine Person aufgebrummt zu bekommen, die ihn auf Schritt und Tritt verfolgte.

Die junge Frau gab sich Mühe, zu ihm einen guten Kontakt herzustellen. Was allerdings ihre Aufgaben und Kompetenzen waren, wurde weder mit den Lehrern noch mit uns abgesprochen. Sie war theoretisch als Unterstützung für Leo gedacht, musste aber immer wieder als Vertretung für erkrankte Erzieherinnen oder Lehrer einspringen. Und sie wurde selber immer häufiger krank.

Dass Leo mit Hilfe der Begleiterin mehr zum Lernen kam, war mit der Zeit spürbar. Doch sozial integrierter wurde er dadurch nicht. Seine Freundschaft mit einem Jungen aus der Nachbarklasse war zwar erfreulich, aber warum musste er sich ausgerechnet mit einem der »schwierigsten« Kandidaten anfreunden?

In den ersten Monaten sah es nach einer reinen Not-Freundschaft zwischen zwei Sonderlingen aus. Der andere Junge hatte keine »Behinderung«, wirkte aber auf eine undefinierbare Art getrieben und rastlos. Unser Sohn schien ihn anzuziehen, auch wenn Leo kleiner, schwächer und tapsiger war. Es wirkte wie das Bündnis zwischen einem behäbigen jungen Löwen und einem flinken, hyperaktiven Hyänenhund. Beide waren aus ihren Rudeln verstoßen und auf sich selbst gestellt. Während der lahme Löwe im Gras verdaute, zufrieden, ein kleines Tier gerissen zu haben, flitzte der Hyänenhund schon zum nächsten Aas. Aber nicht, bevor er vom lahmen Freund etwas stibitzen konnte.

Leo war sichtbar froh, einen Spielkameraden für die Pausen zu haben. Mehr als das – er hatte jetzt jemanden aus der Schule, mit dem er sich ab und zu sogar verabreden konnte.
Doch zu unserer Beunruhigung entwickelte sich diese Freundschaft in eine unerfreuliche Richtung. Es häuften sich Vorfälle, bei denen unser tapsige Löwe in tückische Fallen gelockt wurde, das Kichern des Hyänenfreunds in den Ohren. Und Schutz durch die Rudelführer fand nicht wirklich statt.
Eines Abends erklärte Leo:
»Ich will nach Traumland ziehen. Ich will nicht mehr im Menschenland leben.«
»Aber das kannst du nicht machen, mein Schatz. Wir werden dich sehr vermissen!«
»Doch. Ich ziehe nach Traumland. Denn da gibt es eine Armee, die die Bösen vertreibt.«
Das war eine klare Botschaft: Unser Sohn musste weg von dieser Schule.

Die Löwen sind los!

Von verstoßenen Löwen und vegetarischen
Hyänen

Entweder existiert etwas wie Vorsehung, oder man reimt sich
nachträglich die Ereignisse so zusammen, dass sie einen Sinn
ergeben. Leo und ich waren gerade auf dem Weg zu seiner zweiten Karate-Probestunde, als wir den Plüschlöwen entdeckten.
Er hing über dem Zaun entlang des Fußgängerwegs, ein Bild
des Jammers.

»Hat bestimmt ein Kind verloren«, sage ich. »Müssen wir gleich
bei der Anmeldung abgeben.«

»Nein!«, ruft Leo und drückt das Plüschtier gegen seine Brust.
»Den müssen wir mitnehmen.«

»Aber das Kind wird ihn vermissen!«

»Nein!«, sagt Leo entschlossen. »Der Löwe ist ausgesetzt worden.«

»Wieso denn das?«

»Weil das Kind ihn nicht mehr haben wollte.«

»Aber warum?«

»Weil der Löwe nicht richtig laufen konnte. Siehst du denn
nicht, wie er seine Pfoten hält?«

Ich sehe mir das arme Plüschtier genauer an. Seine Hinterläufe
hängen tatsächlich etwas schlapp vom Rumpf herab. Ist ja auch
ein Plüschlöwe – nicht zum Jagen, sondern zum Kuscheln gedacht.

»Bitte, Mama!«, sieht mich Leo mit seinen gelb-braunen Augen an. Seine Mähne müsste mal wieder gestutzt werden, damit sein nettes Gesicht besser zur Geltung kommt.

»Na gut«, seufze ich. »Wir nehmen den Löwen mit. Aber wir machen nächste Woche einen Aushang mit seinem Foto, okay?«

»Okay«, strahlt Leo und schultert den prächtigen Findling. »Wir nennen ihn Lux.«

Am nächsten Tag bekam ich einen Anruf von meiner Textagentur, die sich in letzter Zeit rar gemacht hatte: Es gäbe einen Auftrag, eine Artikelreihe über bedrohte Raubtiere im südlichen Afrika. Ein sehr aktuelles Thema. Ob ich mir das vorstellen könnte? Mein Herz schlug höher: Serengeti, Krüger-Nationalpark, Löwengebrüll in der Abenddämmerung, Staub auf dem Landrover und die Glut der untergehenden Sonne auf den Gräsern der Savanne … Das war doch der Traum pur!

Aber meine Freude verpuffte schnell. Wie sollte ich das organisieren? Wer sollte sich hier um Leo kümmern? Ihn zur Schule bringen und abholen, ihn zu den Therapien begleiten. Ihm sein Lieblingsessen kochen? Ihn beim Einschlafen oder Kränkeln trösten? Wer sollte außerdem nach einer neuen Schule für ihn fahnden? Ennos Urlaub war ausgeschöpft, und eine Krankmeldung wegen Kind kam gar nicht infrage. Und ehrlich gesagt, konnte ich es mir nicht vorstellen, meinen Löwi tagelang fremd betreuen zu lassen.

»Tut mir leid, aber ich kann den Auftrag nicht annehmen. Ich kann nicht nach Afrika fliegen.«

»Frau Pirin, entspann dich. Komm erst mal auf einen Kaffee vorbei, und lass uns reden. Wir haben reichlich Bildmaterial.«

Vielleicht lag es an der guten Aura unseres neuen Familienmitglieds, des Plüschlöwen Lux, aber ich bekam tatsächlich den

Auftrag. Ich musste zwar verreisen, aber nur bis zum Serengeti-Park in Niedersachsen.

»Toll, dass du den Auftrag trotzdem bekommen hast«, sagte Enno. Ein bisschen wehmütig klang er aber schon. Er hätte mich bestimmt gern auf einer Afrikareise begleitet, wenn er Zeit gehabt hätte. Wir wären bis Johannesburg geflogen, dann hätten wir uns einen Geländewagen gemietet und den Krüger-Nationalpark bereist, danach einen Abstecher ins Molohoho-Reservat gemacht und unsere Löwen-Säuglingsstation aufgesucht, wie damals, in den ersten Tagen unserer Liebe in »Zeiten des Blinddarms«. Als krönenden Abschluss hätten wir uns einen Drei-Tage-Aufenthalt in Kapstadt gegönnt, in der mittlerweile schwer angesagten Metropole Südafrikas, wo wir uns kennengelernt hatten. Enno hätte in den Wellenbrechern vor Kapstadt gesurft und ich hätte auf dem Laptop am Strand meine Rechercheergebnisse zusammengefasst.

Hätte, hätte, Fahrradkette! Das ging nun mal nicht. Wir hatten Leo. Ich wusste, dass Enno davon träumte, seinem Sohn Südafrika zu zeigen, die Humboldt-Pinguine mit ihm zu füttern und vor allem – ihm dort das Surfen beizubringen. Aber das war gerade nicht möglich. Leo war noch zu jung. Außerdem würde er den Flug nicht mitmachen, denn er hatte nach unserem letzten Urlaub Angst vor lauten Motorengeräuschen entwickelt. Hinzu kam, dass seine Nase gerade ziemlich empfindlich auf alles reagierte, er würde vor dem bestialischen Gestank der Pinguine schreiend wegrennen. Außerdem hatte er seit einiger Zeit regelrechte Panik vor Wellen. Schwimmen konnte er sowieso noch nicht, geschweige denn auf einem Surfbrett Gleichgewicht halten.

Es half nichts: Dank der guten Fotostrecke, die der Agentur vorlag, dank Internet, Bücherei und Datenbanken konnte ich in den nächsten Tagen meine Reise zu den großen Raubkatzen Afrikas auch so beginnen.

Es ist wie mit den Wölfen und Bären. Solange man sie in Kinderbüchern, Tierfilmen oder Naturparks bewundert, findet man sie bezaubernd und unbedingt schützenswert. Sobald man aber in den nahe gelegenen Wald joggen geht und sich dabei fürchten muss, einem Wolf oder gar einem Wolfsrudel zu begegnen, wünscht man sich die guten wolfsfreien Zeiten zurück. So ergeht es auch manch einem Schafhirten in bärenreichen Gefilden. Wenn das erste Schaf gerissen wird, zuckt es in den schwieligen Fingern nach der Jagdflinte … Und was denkt wohl ein Bauer aus Tansania über den Artenschutz, wenn er vom Feld nach Hause kommt und seine Frau und sein Kind vom Löwen zerfleischt findet? Wir drängen die Tiere aus ihrem Wohnraum zurück, und rächen uns an ihnen brutal, wenn sie sich das holen, was ihnen ihrer Meinung nach zusteht.

So ist es vermutlich den Bewohnern von Süd- und Mitteleuropa ergangen, als sie vor mehr als zweitausend Jahren ihr Territorium mit den damaligen Löwen teilen mussten. Töten, um nicht getötet zu werden, jagen, um nicht das gute Wildfleisch dem mächtigen Raubtier zu überlassen.

Es ist kaum zu glauben, aber der König der Tiere siedelte außer im heutigen Afrika auch in Gebieten, die sich mit dem ehemaligen römischen Reich decken: Von Kleinasien über den südlichen Balkan bis zur Mitte des heutigen Deutschlands. Ist das der Grund, warum in den antiken Mythen einige Löwen vorkommen, und auf zahllosen regionalen und nationalen Wappen Löwenköpfe brüllen?

Eins steht fest: Der Kampf zwischen dem König der Tiere und der Krone der Schöpfung ist einseitig, das zeigen die alarmierenden Zahlen über die schwindenden Löwenpopulationen weltweit.

Was mich an den Löwen besonders fasziniert, ist die Tatsache, dass dies die einzigen sozialen Katzen sind. Während Hauskatzen, Jaguare, Geparde und Tiger Einzelgänger sind, tun sich Löwen in Verbänden zusammen, um ihr Überleben zu sichern. Das rückt sie fast in die Nähe der Canidae – der Hunde-Familie. In den letzten Jahren ist viel über die Wölfe und deren Sozialverhalten geforscht worden. Trotzdem sind mir Katzen sympathischer. Obwohl sie ebenfalls Tausende von Jahren Evolution und Züchtung hinter sich haben, lassen sie sich vom Menschen zu nichts Nützlichem bewegen – außer Mäuse zu jagen, was sie aber aus freiem Willen tun.

Vielleicht schlägt deswegen mein Herz stärker für die Löwen als für die Wölfe. Der Anblick eines entspannten Löwen weckt in mir den albernen Impuls, meine Finger in seiner sandfarbenen Mähne zu vergraben. Die Vorstellung, diese Riesenkatze würde meine Streicheleien zulassen, ohne mich zu zerfleischen, ist genauso prickelnd wie trügerisch.

Hat sich schon mal jemand gefragt, warum es unter den Plüschtieren mehr Löwen als Wölfe gibt? Und warum bei einem Fasching im Kindergarten kaum heulende Wölfe anzutreffen sind, aber mindestens ein bis zwei brüllende Löwen?

Das erste und einzige Mal, als Leo sich als Löwe verkleidete, war während seiner letzten Tage im »alten« Kindergarten. Ich habe ihn nicht dazu gedrängt, Ehrenwort. Voller Begeisterung bastelten wir ein, wie ich fand, originelles Löwenkostüm. Da Leo bereits als ein Kind mit besonderen Bedürfnissen identifiziert worden war, durfte ich während der Festivität als Begleitperson anwesend sein.

Ich hatte selten so einen hübschen und anrührenden Löwen erlebt wie meinen Sohn, aber auch selten so einen schüchternen.
Mein Kind traute sich weder Krallen zu zeigen noch zu fau-
chen, geschweige denn zu brüllen! Er stand die meiste Zeit mit
skeptischem Blick inmitten der Horde von kleinen Prinzessin-
nen, Indianern und Piraten. Ich hoffe, er hatte nicht gemerkt,
wie einige Knirpse über ihn tuschelten oder sich über sein Kostüm lustig machten.

Ganz anders benahm sich der Faschings-Löwe aus der Nach-
bargruppe, ein Junge, mit dem Leo gut auskam. Motorisch fit
und auch ansonsten recht aufgeweckt, trug er seine Löwen-
tracht voller Stolz zur Schau. Er schüttelte seine Strickgarn-
Mähne, fletschte mit den Zähnen und brüllte beherzt. Auch
wenn sein Stimmchen viel schwächer als Leos Organ war, benahm er sich wie ein anständiger Löwe. Er fühlte sich in seinem
Löwenpelz wohl.

Leo dagegen nicht. Anders als im bekannten Märchen schien er
sich nicht wie der »Wolf im Schafspelz« zu fühlen, sondern wie
das »Schaf im Wolfspelz«. Hatte ich ihn mit meiner Löwen-
begeisterung womöglich in eine Rolle gedrängt, der er nicht
gewachsen war? Oder hatte er sich tatsächlich aus freien Stü-
cken ins Kostüm gezwängt, und war erst im Laufe der Feier vor
seiner Löwen-Aufgabe zurückgeschreckt?

Ich müsste meinen Sohn mal fragen, obwohl ich nicht glaube,
dass er sich an diesen Fasching erinnert.

Was sind nun aber die wirklichen Aufgaben eines männlichen
Löwen im großen Drehbuch der Natur? Bei meinen Zoobesu-
chen als Kind hatte ich mich häufig gefragt, was an diesen Rie-
senkatzen so gefährlich sein soll. Faul herumliegen, ein frisch
zerlegtes Schulterblatt verspeisen, ab und zu eine Löwin besteig-
gen, und wenn die gaffenden Besucher nerven – ein bißchen

brüllen. Doch wie es in den entsprechenden Studien und Berichten zu lesen ist, haben die männlichen Vertreter des *Panthera leo* in freier Willdbahn relativ wenig zu lachen. Noch weniger als die Weibchen.

Bei den Löwenkids scheint das Geschlecht erst mal egal, laut manchen Statistiken erreichen nur zwanzig Prozent eines Wurfs das zeugungsfähige Alter. Doch während die jung erwachsenen Weibchen ein Leben lang im Rudel bleiben dürfen, müssen die Männchen von dannen ziehen und zusehen, wo sie bleiben. Im heimischen Familienverband ist kein Platz mehr für sie, denn dort gibt der Leitlöwe den Ton an. Keiner außer ihm darf sich mit den Weibchen paaren! Also werden die Junglöwen wie Hänschen klein in die weite Welt hinausgetrieben, um ihr Glück zu suchen. Wie sieht ihr Löwenleben ab jetzt aus? Mit sehr viel Glück, Stärke und Charisma könnten sie es schaffen, einen eigenen Harem anzuführen: Dafür müssen sie allerdings einen anderen Harem-Betreiber töten oder vertreiben.

Ein normal sterblicher Löwe darf sich glücklich schätzen, wenn er sich mit anderen Junggesellen zusammenschließen darf um eine Kampfeinheit zu bilden. Man zieht gemeinsam durch die Reviere und verteidigt den einen oder anderen Löwinnen-Verband. Und mit etwas Glück kann man vom Wächter plötzlich zum Pascha aufrücken.

Am schwersten haben es die Außenseiter – die alleinstehenden Löwen, die es nicht schaffen, sich einer Gruppe anzuschließen. Das sind meistens ausgediente Herren, die von ihren Führungsposten vertrieben wurden. Oder aussortierte Löwensingles, die aus irgendwelchen Gründen nicht auf den grünen Zweig kommen.

Langzeitstudien, zum Beispiel aus dem Serengeti-Park, beschreiben den Alltag der freilebenden männlichen Löwen als ziemlich aufreibend. Immer auf der Hut sein, insbesondere wenn man einen bestimmten Status erreicht hat. Man kann sich offenbar als Löwe nie auf dem einmal Erreichten ausruhen. Kabale und Liebe sind allgegenwärtig.

Aber noch mal zurück zu den Löwenjungen, deren Verweildauer auf dieser Welt ziemlich kurz sein kann. Da sie in den ersten zwei Wochen nicht sehen können, hängen sie bedingungslos von der Gunst der Mutter ab. Und die ist nicht immer selbstverständlich, Rabenmütter scheint es auch in der Löwenwelt zu geben.

Wenn die ersten zwei Wochen erfolgreich überstanden sind, fängt Level zwei an. Jetzt beginnen die Gefahren, die von den Hyänen und Wildhunden ausgehen. Während die Löwinnen auf Jagd gehen, können die Kleinen überfallen werden, es sei denn, sie werden gerade von einer Kampfgruppe bewacht.

Pech kann man als Junges auch während Level drei haben, wenn Trockenzeit und Nahrungsmangel vorherrschen. Herr Papa kriegt wie immer den Löwenanteil, danach kommen die Mamas, und – erst dann die Kinder, wenn es denn Futter genug gibt. Die Dünnsten und Schwächsten haben auch hier das Nachsehen.

Wer Level eins bis drei überstanden hat, kann trotzdem Pech haben, und mit Level vier konfrontiert werden – dem Kindsmord. Die Pessimisten unter den Löwenforschern behaupten, dass, wenn ein neuer Macker zu einem Rudel dazustößt, er alle Kinder des Vorgängers umbringen würde. Die Optimisten sprechen von Ausnahmen.

Wenn ein Löwenjunges dieses Level mit Glück überstanden hat und nicht von der Pranke seines neuen Stiefvaters getötet worden ist, so darf es weiterhin um seinen Platz unter der Sonne kämpfen – bis es etwa fünfzehn Jahre alt wird. Es sei denn, der

Löwe hat das Glück, in einem komfortablen Reservat zu leben, denn in Gefangenschaft kann ein Panthera Leo bis fünfundzwanzig Jahre alt werden.

Während ich die »harten« Fakten über das Löwendasein zusammentrug, wurde mir angst und bange. Gut, dass wir uns nur zwei friedliche kastrierte Kater, und nicht ein wildes Katzenrudel ins Haus geholt hatten.

Und da war sie wieder, die Biologin in mir, die beunruhigende Fragen stellte:

Wie würde es einem kleinen Löwen ergehen, wenn er mit einem Handicap auf die Welt gekommen wäre? Wie lange könnte ein langsames Löwenjunges überleben? Würde es bei der erstbesten Gelegenheit von den Tüpfel-Hyänen gerissen werden? Würde ein lahmes Löwenkind beim ersten ärgerlichen Prankenhieb des hungrigen Leitlöwen in Ohnmacht fallen? Vorausgesetzt, es hätte wundersamerweise das Alter von zwei Jahren erreicht und müsste das Familienrudel verlassen: Was passierte dann mit ihm? Würde der junge Löwenmann irgendwo Anschluss finden? Würde er in einer Kampfeinheit aufgenommen? Oder müsste er als einsamer Loser durch die Savanne ziehen und sich mit Wüstenmäusen zufriedengeben?

Fragen über Fragen.

Aber vielleicht verfügt ein solches Löwenkind über unbeschreibliches Glück und hat eine fürsorgliche ältliche Löwentante, die während der Jagden auf ihn aufpasst. Oder es gerät – bei einem Angriff aus dem Hinterhalt – an eine vegetarische Hyäne, die sich seiner erbarmt. Vielleicht hat es obendrein Glück mit dem Familienoberhaupt, das beim Verteilen der Beute keine Hiebe verteilt, sondern etwas abgibt. Und vielleicht hat der lahme heranwachsende Löwe ein bis zwei liebende

Halbbrüder, mit denen er als Jugendlicher das Rudel verlassen und gemeinsam durch die Gegend ziehen kann.

Auch in der Natur kommen Wunder vor.

»Hurra, hurra, die neue Schule ist da!«
Von neuen Freuden und alten Fronten

»Das geht mir definitiv zu weit«, sagt meine Freundin Lilly.
»Müsst ihr denn mein Patenkind unbedingt auf eine ›Kanaken-
schule‹ geben?«
So was kommt ausgerechnet von unserer Gerechtigkeitskämp-
ferin, aber seitdem sie selber Mutter geworden ist, hat Lilly sich
etwas verändert.
»Lilly, hör dich, wie du redest«, empöre ich mich. »Was ist los
mit dir? Und fällt dir nicht ein, dass ich selbst Migrantin bin?«
»Ja, es war daneben, gebe ich zu. Aber mal ehrlich: Gab es denn
nicht eine bessere Schule bei euch in der Nähe?«

Nein, gab es nicht. All die Grundschulen in unserem gut situ-
ierten Mittelklasse-Stadtteil haben dankend abgewinkt. Man
hätte noch nicht genügend Erfahrung mit Förderkindern, keine
ausreichende Ausstattung usw. Wenigstens waren sie ehrlich.
Das Recht auf Inklusion war ja in Deutschland noch recht jung.
Wir hatten theoretisch Anspruch, unseren Sohn in jede be-
liebige Schule in unserer Nähe einzuschreiben. Es wäre schön
geworden. Leo wäre morgens zusammen mit den anderen
Kindern aus unserem Mehrfamilienhaus zur Schule in die Pa-
rallelstraße gelaufen, Fußweg zehn Minuten. Er hätte sich in
den Strom der Schulranzen eingereiht, der an unserem Kü-
chenfenster vorbeizog und ich hätte gewinkt. Aber wir wollten
nicht, dass er in einer Schule nur geduldet wird, weil das Gesetz

es so vorschreibt. Nach den Erfahrungen der ersten Klasse wünschten wir uns eine Schule, die ihn willkommen hieß.

Die Schulleitung der »neuen Schule«, wie Leos nächste Grundschule ab sofort bei uns hieß, ließ uns das jedenfalls hoffen. Der Gedanke der Inklusion schien hier kein Fremdwort, Lehrerfortbildungen, Sonderpädagogen, die die Inklusions-Kinder zieldifferenziert unterrichteten.
Natürlich machten Enno und ich uns Gedanken über den Standort. Sozialer Brennpunkt, wie es im Behörden-Deutsch hieß. Mehrere Nationalitäten und Kulturen in einer Klasse – und mitten drin unser Leo. Ob das gut gehen würde? Die Schulleiterin machte uns Mut.
Ehrlicherweise brachten die angeblichen Nachteile der Schule auch gewisse Vorteile mit sich: kleinere Klassen, Erfahrung mit »Problemkindern«, Pädagogik der kurzen Wege. Das Motto der Lehrerschaft: »Kinder machen keine Probleme, sondern sie haben Probleme, auf die man reagieren muss.«

Man gab sich Mühe. Rhythmisierung des Unterrichts. Klare Regeln und Strukturen. Und für Leo gab es endlich eine qualifizierte Begleitperson! Obwohl Schule und Behörde über das benötigte Stundenkontingent verschiedener Meinung waren.
Leo fühlte sich schnell in der neuen Klasse wohl.
»Die sind ja nett zu mir!«, sagte er verwundert nach den ersten Tagen.
Auch die Klassenlehrerin entpuppte sich als eine freundliche Person, die Verständnis hatte und mitdachte.
Was wir bald voller Freude feststellten: Leo hatte einen Freund in der Klasse! Und zwar nicht irgendeinen, sondern Simon Sonnenschein, mit dem alle befreundet sein wollten. Und er hatte ausgerechnet Leo zum Spielkameraden auserkoren? Wo-

ran lag das? Simon hatte kein ADHS und auch sonst keine sichtbaren emotionalen oder motorischen Probleme. Dann musste es wohl daran liegen, dass die beiden Zweitklässler sich gut verstanden. Simon wirkte wie Leo sehr verspielt, beide Jungs hatten eine überbordende Fantasie, in die sie sich gern verkrochen.

Es fing doch gut an! Als Leo ein paar Monate später seinen Geburtstag feierte, gab es kaum Absagen, sogar die eingeladenen Mädchen waren erschienen. Hatte Leo noch den Bonus des neuen Mitschülers, oder war er einfach ein beliebtes Klassenmitglied geworden? Als er bald darauf zu Simon zum Geburtstag eingeladen wurde, war die Freude komplett! Die erste Geburtstagseinladung seit Jahren!

Drei Monate später: Die erste Ferienbetreuung in der neuen Schule. Leo macht sich Sorgen, denn sein Simon ist leider nicht angemeldet. Auch sonst ist keiner seiner »Beschützer« dabei – so nennt er die Jungs aus der Klasse, die ihm wohlgesinnt sind.

»Das wird schon gut gehen«, sprechen Papa und ich ihm Mut zu, »du hast deine Begleitung, die anderen Erzieher sind auch anwesend. Vielleicht kannst du neue Kinder kennenlernen!«

Leo nickt skeptisch.

An diesem Tag hole ich ihn früher als geplant ab, ich habe ein diffuses Gefühl der Gefahr.

Ich höre Leos laute Stimme von weitem. Er hockt im hintersten Winkel des Schulhofs, auf dem Rasen unter der Riesentanne, zusammen mit zwei anderen Jungs.

»Ich will aber mitspielen«, zetert er.

Als er mich sieht, rennt er auf mich zu:

»Der hat gesagt, ich soll mich zum Mond schießen.« Er zeigt auf den Jungen mit der Schirmmütze, er geht auch in Leos Klasse.

Die Schirmmütze und der andere tüfteln gerade an einem Haufen Tannenzapfen und fühlen sich offenbar von Leo gestört.

Ich versuche, Leo durch absurden Humor abzulenken:

»Zum Mond fliegen ist doch nicht schlecht. Ich würde liebend gern zum Mond fliegen.«

Leo stampft aufs gefrorene Gras:

»Aber ich will nicht zum Mond, ich will auf der Erde bleiben und hier mit Kindern spielen.«

Ich kann ihn nicht mehr halten. Leo stürmt auf die Zwei zu und schreit:

»Ich will nicht zum Mond, ich will mitspielen oder ich werde schießen!« In der rechten Hand hält er einen Tannenzapfen, bereit zum Abfeuern. Aber Leo schießt nicht.

»Was ist hier los«, erkundige ich mich gefasst.

Der Junge mit der Schirmmütze murmelt, den Blick zur Seite:

»Wir haben ihm gesagt, dass er unsere Munition nicht anfassen darf.«

Leo stößt einen verzweifelten Schrei aus und wirft sich auf den Boden, was sonst nicht seine Art ist.

»Nur weil ich sabbere! Ich will auch mal einen Tannenzapfen auf den Munitionsberg legen. Die gehören nicht euch.« Dann ruft er voller Dramatik: »Die Bäume gehören nur dem lieben Gott. Die Tannenzapfen auch!«

»Leo, lass jetzt den lieben Gott aus dem Spiel«, sage ich leise und helfe meinem gefallenen Helden hoch. Wir müssen schnell den Ort des Gefechts verlassen. Deeskalation hat oberste Priorität.

»Du wolltest einfach mitspielen. Stimmt das?«, frage ich, als wir den Schulhof verlassen haben.

»Ja. Ich hasse es, wenn jemand sagt, es ist verboten mitzuspielen!«

So ging der erste Tag der Ferienbetreuung vorbei und eine alte Erfahrung bestätigte sich: Wenn neue Kinder mit Leo in Kontakt traten oder sich mit ihm in einer ungewohnten Situation befanden, da wurde es brenzlig.

Abends, mitten im Vorlesen, seufzte Leo:

»Ich bin traurig, alle waren heute so streng zu mir. Es war ein strenger Tag.«

Unser Sohn kann es bis heute schlecht ertragen, wenn Menschen übertrieben streng zu ihm sind oder irgendwie ablehnend. Das empfindet er als persönlichen Angriff.

Am nächsten Tag, auf dem Weg zur Ferienbetreuung, üben wir, wie er reagieren soll, wenn ein Kind nicht mit ihm spielen will.

»Dann gehe ich einfach weg und spiele mit jemand anders. Oder ich spiele allein.«

»Gut. Und was machst du, wenn jemand zu dir sagt, du bist ›ein Sabberer‹?«

»Ich sage zu ihm: Dann spiel doch allein.«

»Sagen das viele zu dir?«

»Ja«, seufzt Leo. »Nur Simon nicht, aber der ist nicht da.«

Was für eine Rabenmutter bin ich, mein Kind in die Ferienbetreuung abzugeben!

Irgendwann merken wir allerdings, dass die Freundschaft mit Simon bröckelig wird …

Es ist Sonntag. Wir frühstücken gerade, und obwohl Leo von Simon zum Spielen eingeladen ist, steckt er in einem Stimmungstief.

»Ich will mir eine Axt kaufen. Vom Globetrotter!«, verkündet er düster.

»Eine echte Bergsteiger-Axt?«, fragt Enno.

»Ja, für die Schule. Damit ich mich wehren kann, wenn man mich ärgert.«

»Ist das wirklich eine gute Idee?«

»Nein.«

»Aber kauf dir ruhig eine Axt, wir kommen dich gern im Knast besuchen«, macht Enno einen seiner makabren Witze.

»Leo, muss ich mir um dich Sorgen machen?«, frage ich später, als wir zu Simon aufbrechen.

»Nein. Aber alle Kinder hassen mich, Mama«, antwortet er.

»Simon auch?«

»Nein, Simon nicht.«

»Guck mal, Leo«, versuche ich ihn zu trösten, »einige sehen deine Spucke und vergessen, was für ein tolles Kind du bist. Aber zum Glück gibt es Kinder – wie Simon und andere – für die ist dein Speichel unsichtbar. Sie sehen dahinter den echten Leo.«

Wenn Leo manchmal Muskelschmerzen hat und eine Magnesiumtablette einnimmt, dann wird sein Speichel besonders zähflüssig. So auch an diesem Vormittag.

Leo betrachtet die zähe Flüssigkeit auf seinen Fingern, und plötzlich erstrahlt er:

»Das sieht ja wie der Faden einer Spinne aus! Jawohl! Ich bin Spiderman! Ich werde Simon gleich damit vollschleimen!«

Sogar mir wird es zu viel.

»Das geht mir zu weit. Nimm dich in Acht, sag so was nicht zu ihm, sonst vertreibst du deinen Kumpel!«

»Ach Mama, mache ich doch nicht. Aber das kann ich doch zu meinen Feinden sagen, wenn die mich ärgern. Ich sage: Pass auf! Meine Spucke ist gefährlich! Sie kann dich einmotten. Gute Idee?«

Nein, es ist nicht leicht, Leo zu sein, egal auf welche Schule er geht. Manchmal denke ich, dass es für seine Mitschüler leichter wäre, wenn Leo im Rollstuhl säße oder eine klar identifizierte Behinderung vorweisen würde. Aber unser Löwi passte nun mal nicht in eine Schublade: Für die körperlich Fitten war er nicht fit genug, wollte trotzdem aber überall mitmischen. Mit den schulisch Starken konnte er nicht mithalten, hatte aber dennoch zu allem eine Meinung. Für die halbwüchsigen Schürzenjäger war er keine wirkliche Konkurrenz, und legte trotzdem ein reges Interesse für das zarte Geschlecht an den Tag …

Ein solches Kind, das einerseits vieles wollte, aber offenbar vieles nicht konnte, musste für die anderen Kinder verwirrend sein! Ein Junge, der mitten in der Klasse von einem Sonderpädagogen unterrichtet und zudem noch von jemandem begleitet wurde, sogar auf die Toilette, war das nicht eine Einladung, geärgert zu werden?

Ich bin mittlerweile der Meinung, dass die kleinen gemeinen Schlachten die besten Trainingseinheiten für die große Arena des Lebens sind. Also betrachte ich die Kinder, die Leo aus welchen Gründen auch immer gepiesackt, gehauen oder ausgelacht haben, liebevoll als seine »Personal Trainer«. Ganz oben auf meiner persönlichen Hitliste seiner »Trainer« steht immer noch Karlchen.

Es ist Sonntagnachmittag, als Leo, Enno und ich unseren sechsjährigen Nachbarn vor seiner Wohnungstür antreffen. Karlchen hat mal wieder etwas, womit er angeben kann:

»In meiner Vorschule haben wir ein tolles neues Klettergerüst! Hat Leo auch sowas in seiner?«

Kaum hat Leo mit den Schultern gezuckt, zieht Karlchen ein neues Ass aus dem Ärmel.

»Ich habe eine neue Skater-Jeans. Und im Keller habe ich ein Skateboard, damit werde ich herumflitzen.«

Leo lauscht anerkennend. Er kann trotz seiner sieben Jahre kein Fahrrad geschweige denn Skateboard fahren.

»Und ich war heute im Schwimmbad«, setzt Karlchen eins nach.

»Wie heißt denn dein Schwimmlehrer?«, erkundigt sich Leo.

»Ich weiß nicht«, gibt Karlchen zu.

»Und was kannst du schon alles?«, schaltet sich Enno ein.

»Den Ring herausholen und im Wasser einen Purzelbaum schlagen!«, erklärt Karlchen lautstark.

Leo schweigt.

»Toll gemacht!«, lobt Enno den jungen Angeber. Ich weiß, was mein Mann jetzt denkt, der ja quasi mit dem Surfbrett auf die Welt gekommen ist. Angeblich ist er kein Fan vom frechen Karlchen, aber ich spüre, wie Enno diesen kleinen Kraftprotz insgeheim bewundert.

Noch ahnt Enno nicht, dass er bald Zeuge einer dramatischen Szene sein wird, in der Karlchen und Leo die Hauptrollen spielen.

Es war kurz vor Ostern, die Sträucher im Hinterhof trugen zartes Grün und luden zum Verstecken ein. Leo strahlte bis über beide Ohren. Karlchen hatte ihn gefragt, ob sie draußen spielen wollen. Endlich mit einem Jungen aus dem Haus toben! Vielleicht war das der Beginn einer neuen Freundschaft?

Das Gute an unserem Hinterhof war, dass, während unten die Kinder spielten, man oben in der Küche den Abwasch machen und aus dem Fenster nach dem Rechten schauen konnte. Also übernahm Enno die Wacht, während ich mich im Arbeitszimmer verschanzte, um einen Artikel zu schreiben.

Ich muss gestehen, dass ich unruhig war. Mein Mutterinstinkt riet mir, gelegentlich selbst aus dem Fenster zum Hof zu spähen, aber mit den beiden schien alles gut zu laufen. Also vertiefte ich mich ins Schreiben. Bis ich irgendwann Schreie hörte.

Ich sah aus dem Fenster und entdeckte Enno, der einen heftig schluchzenden Leo an sich drückte und laut mit Karlchen schimpfte, der verlegen an seinem Daumen lutschte. Enno sah so wütend aus, als ob er dem Nachbarskind gleich eine rein donnern würde. Was war passiert? Ich stürmte nach draußen und stieß dabei mit Karlchens Mutter zusammen.

Leo hatte wohl die erste Prügel seines Lebens eingesteckt. Und zwar ohne Grund. Er war sich jedenfalls keiner Schuld bewusst. Auch Karlchen konnte nicht sagen, warum er auf Leo eingedroschen hatte. Vielleicht war es Leos Speichel, der Karlchen provozierte, oder Leos Gewohnheit, einen beim Erzählen anzufassen. Vielleicht wollte Karlchen einfach nur sehen, wie der wankende, große Leo umfallen würde. Jedenfalls musste mein armer Mann aus dem Fenster zusehen, wie unser Sohn von hinten angesprungen, auf den Boden gedrückt und mit Tritten bearbeitet wurde.

Derjenige, der danach unter Schock stand, war Enno. Sicher war Leo auch erschrocken, er weinte und schwor, dem gemeinen Karl die Freundschaft zu kündigen. Am meisten war er aber von seinem eigenen Nasenbluten erschüttert.

»Sterbe ich jetzt?«, fragte er immer wieder, als er die ersten Blutstropfen auf seinen Teller fallen sah.

Natürlich konnte ihn Papa vom Gegenteil überzeugen. Vielleicht deswegen war unser Sohn relativ schnell eingeschlafen, und ich glaube, er war wirklich froh, dass er die erste Prügel seines Lebens gut überlebt hatte.

Am nächsten Tag war Leo überzeugt, dass der Osterhase im Busch versteckt war, und dass der Langohrige ihn beschützt hatte. Vor lauter Vorfreude auf die Eiersuche war er sogar bereit, Karlchen zu verzeihen. Er schmiedete schon vorsichtige Pläne für neue Verabredungen.

Das ärgerte uns. Konnte unser Kind keinen Zorn oder Rachegefühle empfinden? Oder war er bereit sich zu opfern, nur um mit jemandem zu spielen?

An diesen Zwischenfall fühlte ich mich erinnert, als ich an einem sonnigen Nachmittag Leo von der Schule abholte und merkte, dass er gekrümmt ging.

»Mir tun die Rippen weh«, verriet er mir schließlich.

Er war wieder ins Visier des Klassen-Schlägers geraten – Mister Schirmmütze. Es waren schon etliche Gespräche mit der Klassenlehrerin, den Erziehern und mit Leos Begleitung gelaufen, aber der besagte Junge galt als Problemkind. Athletisch und talentiert, und aus schwierigen sozialen Verhältnissen. Diesmal hatte er nicht nur kleine Drohungen oder Hiebe für unseren Sohn übrig, sondern Tritte in Bauch und Brust, nachdem er Leo zu Boden geworfen hatte. Das Fiese war, dass Mister Schirmmütze auch zwei »Diener« als Gehilfen hatte.

Ich hörte mir Leos Bericht an und spürte, wie mir der Kamm anschwoll. Schwierige Verhältnisse hin oder her, unser Sohn durfte nicht als Fußabtreter für gebrochene Seelen herhalten! Mir war ebenfalls egal, wie es zu dieser Prügelei gekommen war! Ob sich Leo wieder erdreistet hatte, seine Gefühle zu der Klassenschönheit lautstark zu verkünden, oder ob ein Wortwechsel stattgefunden hatte, weil Leo als Sabberkopf beschimpft wurde? Das wollte ich nicht mehr wissen!

»Mama, warte, gehe noch nicht zu der Schulleitung«, hielt mich Leo in meinem Zorn zurück.

»Worauf soll ich noch warten?«, blaffte ich zurück. »Dass du krankenhausreif geprügelt wirst?«

Ich hatte viele Fragen. Wieso hatte keiner was gesehen? Wo war sein Kumpel Simon? Warum musste die Schulbegleiterin ausgerechnet während der Hofpause freihaben? Und falls jemand etwas gesehen hatte, wieso hatte keiner eingegriffen?

Leo konnte mir keine Antworten liefern. Zur Schulleitung gehen wollte er aber auch nicht.

»Petzen bringt nichts«, sagte mein weiser Sohn.

Das Problem war, dass am nächsten Tag wieder Ferienbetreuung war, zu der Leo partout nicht hinwollte: Er hatte Angst, Mister Schirmmütze zu begegnen. Ich war in der Zwickmühle: Einerseits konnte ich verstehen, dass unser Opfer dem Täter nicht begegnen wollte. Andererseits: Sollte es ab jetzt immer so laufen, dass Leo sich verstecken musste, wenn sich Probleme anbahnten? Wie konnten wir erreichen, dass jener Raufbold ihn in Ruhe ließ?

Abends vorm Einschlafen.

»Hör mal Leo«, ich streichele ihm über die Haare. »Ich sage meinen Auftrag für morgen ab und bleibe mit dir zu Hause. Aber ich möchte etwas wissen: Hast du eine Idee, was jetzt der Raufbold über dich denkt?«

»Dass er mich immer prügeln kann, und er nicht bestraft wird.«

»Und findest du das gut?«

»Nee! Ich will kein Schlachthuhn sein!«

»Ja, das wollen wir auch nicht. Aber ich sehe nur zwei Möglichkeiten. Entweder wir zeigen Schirmmütze an – zur Not auch beim Jugendamt – oder wir nehmen dich von der Schule ab.«

»Nein! Nicht von der Schule nehmen!«

»Gut, dann müssen wir zur Schulleiterin und sie bitten, das Jugendamt zu informieren.«

»Aber was passiert dann mit Schirmmütze? Kommt er ins Kinderheim!«

»Das ist dann sein Problem!«, antworte ich erbarmungslos.

»Nein, Mama, ich habe eine andere Idee. Wir schreiben einen Brief an seine Eltern.«

»Gut. Aber du übergibst ihm den Brief persönlich. Und zwar schon morgen.«

»Was heißt persönlich?«

»Das heißt, du drückst ihm das direkt in die Hand.«

»Ähm. Aber bist du denn auch dabei?«

»Natürlich bin ich dabei! Wir gehen zusammen hin, greifen uns eine Erzieherin und du übergibst Schirmmütze den Brief.«

Als wir am nächsten Nachmittag den Schulhof betreten, zittert Leos Hand in meiner. Seine Schritte werden langsam, am liebsten würde er rückwärts zur Bushaltestelle laufen.

»Hast du Angst?«

Ein stummes Nicken.

»Wir ziehen das trotzdem durch. Okay?«

»Okay.«

Dann die zufällige Begegnung auf dem Hof mit Mister Schirmmütze. Sein ungläubiger Blick, als er uns beiden über den Weg läuft, so gucken Gejagte, nicht Jäger. Dann die Erzieherin, die sich bereit erklärt, als Moderatorin dabei zu sein, während des klärenden Gesprächs. Sie ist nicht wirklich begeistert, merkt aber, dass ich mich nicht abwimmeln lasse. Kann man doch in allen Erziehungsratgebern nachlesen: Konsequenzen müssen zeitnah folgen, denn Kinder sind ein bisschen wie Hunde – sie haben ein anderes Zeitempfinden.

Natürlich ließ ich es mir nicht nehmen, den Problemjungen zu fragen, was ihn denn an Leo stört. Seine stammelnde Antwort, niederschmetternd ehrlich, den Blick auf den Boden geheftet. War das richtig, meinen Sohn zu diesem Treffen zu ermutigen? Es ist hart zu hören, dass man nicht gemocht wird.

Und dann die Überraschung. Leo unterbricht mich und fragt Schirmmütze ruhig und mit seinem typischen verzagten Lächeln:

»Aber hast du dich nicht gefragt, wie es mir dabei geht?«

Das war also unser Sohn, unser mutiger Leo, unser sanfter Löwe, der sich doch nicht so leicht ins Bockshorn jagen ließ.

Ab diesem Tag ließ ihn Mister Schirmmütze in Frieden.

»Kann man nichts dagegen tun?«
Von verdächtigen Diagnosen und vorsichtigen Hoffnungen

»Steht Ihrem Sohn eine Busbeförderung zu?«, werde ich bei jedem Schulwechsel gefragt.

»Ja, aber wir benötigen keine«, antworte ich dann immer.

Ich erkläre nicht, dass Leo partout nicht vom Bus mit dem »blauen Rollstuhlzeichen« zur Schule gebracht werden will. Ich argumentiere bei solchen Fragen meistens mit seiner körperlichen Fitness: Dass jeder Schritt fit macht, denn zu Fuß laufen erübrigt manch eine Therapiestunde und verhindert das Übergewicht, was für ein Kind mit Haltungsschäden gefährlich wäre. Was ich keinem sage ist, dass ich es eigentlich schön finde, meinen Sohn zur Schule zu bringen und abzuholen. Es ist eine gemeinsam verbrachte, intensive Zeit, die nicht allen Eltern vergönnt ist.

Ich erinnere mich an zahllose gemeinsame Streifzüge und Entdeckungstouren, die meine Welt bunter und meinen Radius größer gemacht haben. Aber an diesen einen Spaziergang durch den Stadtwald nahe der neuen Schule denke ich mit gemischten Gefühlen zurück.

Es war Herbst, Zeit zum Sammeln von bunten Blättern, Riesenkastanien und Tannenzapfen. Wir hielten uns in der Nähe des Hundespielplatzes auf, denn Leo hat ein Herz für Vierbeiner. So kam ich mit dem Besitzer eines übergewichtigen, trägen

143

Mopses ins Gespräch und erkundigte mich nach den Besonderheiten dieser Hunderasse. Leo sah unbeteiligt aus, aber beobachtete aus dem Augenwinkel den Hund. Ich wusste ja, dass er Möpse besonders süß findet.

Unerwartet fragte mich der Mann, der eine Tarnhose trug: »Sagen Sie mal, ist Ihr Sohn Autist?«

Ich hätte den Typen ignorieren und weiterziehen sollen. Stattdessen fragte ich zurück:

»Und wie kommen Sie darauf?«

»Na ja, dachte ich so. Weil er einen nicht anguckt. Und so abwesend wirkt.«

Leo wird schon seinen Grund haben, dich nicht angucken zu wollen, du grenzüberschreitende Type, dachte ich empört, hielt aber lieber den Mund.

»Aha, finden Sie das?«

»Ich kenne mich ein bisschen aus. Habe meinen Zivildienst in einer Einrichtung für Autisten zugebracht.«

»Nein, Sie irren sich. Er ist kein Autist. Er ist ein Kommunist«, erklärte ich lächelnd, zog an Leos Hand und schritt zügig davon.

Der Hundehalter hatte erst mal keine Fragen mehr.

Ich kochte innerlich, aber diese Frage quälte mich, wie damals, als Leos erste Krankengymnastin die berühmte »B-Frage« gestellt hatte. Der Mopsbesitzer war nicht der Erste, der direkt oder indirekt in diese Richtung fragte.

»Was hat er denn?«, »Ist der junge Mann müde?«, »Hört er nicht gut?«, »Schlecht geschlafen heute?«, die Liste der gut gemeinten Nachfragen in Bussen, Bahnen, Schlangen, Friseursalons kann erweitert werden. Meistens reagiere ich mit geduldigem Lächeln, reime mir irgendetwas zusammen, denn ich kann diese Form der Anteilnahme verstehen. Die Menschen sind verunsichert, sie können nicht wissen, dass es für Leo anstrengend ist, sich beim Sitzen aufrecht zu halten, dabei die Fülle von Geräuschen und Sinneseindrücken zu filtern, sich fortwährend auf neue Sachen zu konzentrieren und neugierige fremde Gesichter freundlich anzulächeln.

Manchmal wird es ungemütlich. Zum Beispiel wenn Leo auf dem vollen Bahnsteig mit einer älteren Dame zusammenstößt, die aus der Haut fährt: »Hast du keine Augen im Kopf? Unverschämtheit!« Oder wenn ein dürrer langer Mann mit Glatze und halblangen Haaren uns hinterherzischt: »Ja, ja, Mutti trägt dem Kleinen die Tasche. So haben wir es gern.« Er hatte wohl beobachtet, wie ich Leos Rucksack schulterte und sah sich berufen, mich zu erziehen. Der Lulatsch war leider zu schnell weg, sonst hätte ich ihn eingeladen, nächstes Mal zum Orthopäden mitzukommen, und selber zu fragen, ob Leos Rücken mittlerweile das Tragen von Schulranzen zulässt.
Ich versuche, solche Grobheiten zu überhören, und hoffe, dass Leo das meiste nicht mitkriegt. Ich will ja nicht in seiner Gegenwart mit Kinderhassern oder Missionaren streiten (obwohl das ab und an guttäte!).

Doch die Frage des Hundehalters im Stadtwald hatte eine andere Dimension. Sie setzte etwas in mir in Gang. Hatten wir wirklich jede Diagnostik bezüglich Leo ausgeschöpft? Hatten wir nicht etwas versäumt?
»Mama, sind Autisten und Kommunisten ein und dasselbe?«, fragte Leo, als wir den Stadtwald verließen.
Ich musste schallend lachen: Jetzt war ich dazu verdonnert, die Begriffs-Suppe, die ich mir eingebrockt hatte, selbst auszulöffeln!

An diesem Abend konnte Leo früher einschlafen als sonst, der Waldspaziergang hatte ihn gehörig müde gemacht. Daher hatten Enno und ich genug Zeit zum Diskutieren.

»Nein, unser Kind ist kein Autist«, sagte Enno.

»Und was wäre, wenn er zusätzlich zu seiner Diagnose eine autistische Störung hat? Da gibt es so viele verschiedene Formen«, brachte ich entgegen.

»Na und? Auch wenn er das hätte! Was nützt es, das zu wissen? Vor allem – was bringt es Leo?«

»Keine Ahnung. Vielleicht eine besondere Therapie, eine sinnvollere Förderung im Rechnen und Lesen, irgendwelche Erziehungstricks, die wir noch nicht kennen, die ihm aber guttäten.«

Durch den Kontakt zu den Kindern und Müttern aus dem ehemaligen Kindergarten war ich einigermaßen über »Autismus« im Bilde. Es gab den »frühkindlichen Autismus«, dafür sprach aber Leo zu gut und wusste zu viel über sich selbst Bescheid. Dem Klischee des »Aspergersyndroms« entsprach er ebenfalls nicht: Er hatte nicht wie Dustin Hoffman in »Rainman« eine »Inselbegabung«, er war weder Mathe- noch Musikgenie. Leo konnte keine Telefonbücher auswendig aufsagen noch konnte er mit acht Jahren programmieren.

»Erspare ihm bitte diesen Diagnose-Marathon, Wiesel«, bat mich Enno, und ich hörte auf ihn. Nur vorübergehend natürlich!

Es war nicht leicht mit anzusehen, wie das eigene Kind leidet, weil es sich von seinem Körper im Stich gelassen fühlt. Der Hauptschuldige schien sein Muskeltonus zu sein. Der schwache Tonus, die sogenannte »Hypotonie«, war schuld daran, dass der verhasste Speichel immer wieder floss. Zusammen mit der mangelhaften Koordination führte die geringe Muskelspannung dazu, dass unser Sohn nicht klettern und rutschen konnte, während seine Kumpels sich damit brüsteten. Dieses Handicap war schuld daran, dass er im Unterricht schnell ermüdete, und nach der dritten Probestunde aus dem Kinder-Karate »gefeuert« wurde.

Jeder Ballsport schien undenkbar, Fahrrad und Roller fahren sowieso. Kampfsport war zwar geeignet – aber die meisten Sportgruppen erwiesen sich als zu groß und personell unterbesetzt. Die Schwimmkurse waren entweder zu voll, die Trainer zu streng, die Hallen zu laut.

Wir gaben es nicht auf, immer neue Sportarten auszuprobieren: Turnen, Trampolin, Tanzen: Dank unserer Metropole war vieles möglich. Neben der ärztlich empfohlenen Physiotherapie, Ergotherapie und Logopädie suchte ich unermüdlich nach geeigneten Sportarten im Bereich des regulären Breitensports. Denn Leo sollte seine Nachmittage nicht als Einzelkämpfer in Therapiepraxen verbringen! Er brauchte andere Kinder.

Ich wundere mich heute, wie geduldig er alles mitmachte! Aber für ein Kind mit Handicaps bedeuteten diese immer neuen Sport-Versuche auch immer neue Spießrutenläufe, und das war mir nicht immer klar.

Die Inklusion im Bereich Sport erwies sich als schwieriger als in der Schule. Deswegen waren wir begeistert, als wir eine inklusive Kampf-Sport-Gruppe fanden. Inklusiv war sie zwar nicht wirklich, denn eigentlich war das ein Förderangebot für Kinder mit verschiedenen Handicaps, aber sie verfügte über einen fabelhaften Personalschlüssel und über ein großherziges Trainerteam. Geduldig wurden die jungen Kämpfer an die Hand genommen und in die Welt des Judos entführt.

Es tat manchmal weh zu erleben, wie sich Leo nach einem langen Schultag dazu zwang, auf dem Boden zu robben, wie er mit letzter Mühe den Rumpf über die Matte schob. Er kämpfte wie ein Löwenkind! Dennoch fragte ich mich immer wieder, ob es nicht etwas gab, was seine allgemeine körperliche Verfassung verbessern konnte? Irgendeine wundersame Therapie für zerebrale Bewegungsstörungen, von der ich noch nie gehört hatte?

Es rührt mich immer wieder, zusammen mit andern Eltern auf der Zuschauerbank zu sitzen und unsere besonderen Kinder beim Sport zu bewundern, den Daumen hochzuheben und zu winken. Man muss dabei nicht immer miteinander reden. Man teilt auch ohne Worte das gemeinsame Thema und die Freude, dass das Kind einen Rahmen gefunden hat, wo es mit anderen Sport treiben kann, ohne ausgelacht zu werden.
Manchmal sitzt man neben einer Mutter, die Energie und Lust hat zu reden und Wissen zu teilen. Neben so einer tollen Frau saß ich eines Nachmittags, als ich die Fortschritte lobte, die ihr neunjähriger Sohn gemacht hatte. Meine Ohren klingelten, als diese Mutter von einer neuen Therapieform schwärmte, die ihr Kind genießen durfte. Telefonnummern wurden schnell ins Handy getippt, Broschüren mitgebracht. Es wäre so schön, nicht nur nach den Ursachen für Leos Handicaps zu forschen, sondern aktiv zu werden und das Kind zu stärken.

Gibt es etwas Schöneres als dieser freudig-erregte Zustand der Hoffnung auf ein Wunder?

Wenn die Engel quengeln
Vom Heil der Therapien und dem Groll der
Therapierten

Das Gute an dieser stationären Reha-Maßnahme war, dass sie in den Schulferien stattfand. Alles war an einem Ort: Schlafen, Essen, Therapien, Gerätetraining, Anwendungen. Ich musste nicht von A nach B hechten, Leo musste nicht mit Bus und Bahn durch die Gegend gekurvt werden. Nette und engagierte TherapeutInnen, die sich mit zerebralen Bewegungsstörungen auskannten. Also beste Voraussetzungen für nachhaltige Erfolge. Drei Monate später würden wir wieder hierherkommen, und binnen eines weiteren Aufenthalts Leos Trainingsergebnisse präsentieren.

Der Einzige, der sich skeptisch verhielt, war Leo. In den ersten drei Tagen war er noch neugierig auf die neue Umgebung, ließ sich einigermaßen vom Reiz der unbekannten Trainingsmethode begeistern. Auch ich versuchte, diese Zeit zu genießen. Denn während seiner Trainingseinheiten hatte ich ungeahnte Zeitfenster. Mein Laptop blieb meistens im Koffer. Ich freute mich über die kleinen Portionen Muße, weil ich wusste, dass spätestens nach einer Stunde mein kleiner Held für das nächste Training motiviert werden musste.
Doch Leos Begeisterung schwand Tag für Tag. Kein Wunder, denn dem tapferen Patienten wurde einiges abverlangt. »Du schaffst das!«, »Gib dir ein bisschen mehr Mühe!«, »Nicht

schlappmachen!«, peitschten ihn die munteren Therapeutenstimmen Stunde für Stunde ein.

Abends schickte ich Enno »Sportliche Grüße vom nationalen Olympia-Camp!«. Einzeltraining, Gruppentraining, Gerätetraining, Kind-Mutter-Turnen, Trommeln. Eine tolle Sache, an sich. Wenn nur Leo nicht so bockig gewesen wäre! Noch nie hatte er so viel gejammert und geweint wie in diesen Wochen, noch nie zur Belohnung so viel Fernsehen geguckt oder Pommes gegessen. Waren wirklich nur die Anstrengung und die Trennung vom Papa schuld daran?

Während der Trainingseinheiten blieb ich immer öfter draußen. Diese Zeitfenster öffneten mir die Augen für noch jemanden außer Leo: Für die anderen kleinen tapferen Patienten, die ihr Bestes gaben, um die Anforderungen von Therapeuten und Eltern zu erfüllen. Ich begegnete ihnen im Treppenhaus, auf den Gängen, in den »Mucki-Buden«, im Schwimmbad, erblickte sie durch die Türspalte der Therapieräume. Viele von ihnen hatten es schwerer als Leo, saßen im Rollstuhl oder waren auf Gehhilfen angewiesen. Eigentlich konnte sich unser Spross glücklich schätzen, dass er so mobil war! Warum musste er so »undankbar« sein und jammern?

Bei meinen Streifzügen durchs Haus stellte ich noch etwas anderes fest: Nicht nur unser Leo rebellierte. Früher oder später war auch das fröhlichste Kind am Zetern und Schreien, oder falls es nicht reden konnte – am Knurren und Wimmern. Zuerst dachte ich, dass es nur die Kinder der besonders ehrgeizigen Eltern betraf, aber das stimmte nicht ganz. Früher oder später hatten auch die Sprösslinge der geduldigsten Eltern Tränen der Wut in den Augen.

Seitdem hieß für mich diese Klinik »Das Haus der Engel«. Ich hörte das unsichtbare Flattern von zarten beflügelten Wesen, denen der aufrechte Gang auf Biegen und Brechen beigebracht werden sollte.

Wie musste es Leo beim Anblick der anderen quengelnden Engel ergehen, fragte ich mich eines Abends, als endlich Ruhe eingekehrt war. Das konnte doch nicht spurlos an ihm vorbeigehen! Lag seine Verweigerung vielleicht auch ein Stück daran, dass er sich mit seiner eigenen Behinderung konfrontiert sah? Das letzte Mal, als er von vielen Kindern mit Einschränkungen umgeben war, besuchte Leo noch seine tolle heilpädagogische Kita, aber das lag nun einige Jahre zurück. Fühlte er sich jetzt verunsichert durch den Anblick der vielen Kinder, die nicht laufen konnten? Hatte er Angst, dass das »ansteckend« ist? Dass er einer von ihnen wird? War das die Erklärung dafür, dass er nicht mit den anderen in der Kantine essen wollte, oder war er wie immer nur geräusch- und geruchsempfindlich, unser »Sensibelchen«?

Leo hat es nie direkt ausgesprochen. Es waren eher seine ängstlichen Blicke, seine Mimik und Gestik, die mich manches vermuten ließen. Ein einziges Mal gab er einen Hinweis darauf:

Wir warteten vor einem der Therapieräume, waren ausnahmsweise früher dran. Irgendwann ging die Tür auf und die vorherige junge Patientin kam auf ihren Gehstützen heraus. Es war eins der Mädchen mit Tetraparese, die jetzt Leo anlächelte, einen feinen Speichel-Rinnsal im linken Mundwinkel. Leo lächelte knapp zurück und guckte auf seine Füße.

Als seine Stunde losging, merkte ich, dass ich seine Stopp-Socken vergessen hatte. Die Therapeutin bot ihm sofort die hauseigenen Ersatzsocken an, aber Leo rief:

»Nein, nein, ich will keine Socken. Ich will lieber barfuß trainieren.«

Nichts konnte ihn bewegen, die Gemeinschaftssocken anzuziehen. Auch wenn es verboten war, barfuß auf dem Gerät zu turnen, Leo weigerte sich aus unbekannten Gründen, diese Socken anzuziehen, also musste die Krankengymnastin mit dem Training improvisieren.

Nach der Stunde fragte ich ihn, warum er denn diese verdammten Socken nicht anhaben wollte:

»Weil das Mädchen vor mir sie anhatte. Ich mag keine getragenen Socken anziehen«, lautete seine prompte Antwort.

Ich bohrte nicht weiter nach.

In meinen Zeitfenstern hatte ich auch Gelegenheit für andere Beobachtungen und Gespräche. Wie schafften es die anderen Eltern, fragte ich mich. Wie meisterten andere Mütter oder Väter den Spagat zwischen den Bedürfnissen des Kindes und den Anforderungen der Umwelt? Manche strotzten vor Ehrgeiz, andere leuchteten vor Hoffnung, einige waren schlicht realistisch, was den Zustand und die Möglichkeiten ihres Kindes betraf. Einige wenige gingen mir nicht aus dem Sinn. Ich bewunderte insgeheim deren Gelassenheit im Umgang mit ihrem behinderten Kind. Hatten sie sich damit abgefunden oder trugen sie in sich eine tiefe, fast religiöse Zuversicht, dass eines Tages alles besser wird? Gern hätte ich diese – meistens Mütter – nach ihrem Geheimnis ausgefragt und nach der Quelle ihrer Kraft gefahndet, doch es ging nicht. Sie und ich – wir waren alle beschäftigt mit unseren Kindern. Deswegen waren wir doch hier, im »Haus der Engel«! Und in den Pausen plauderten wir zwanglos miteinander oder genossen einfach die kurze Ruhe.

Diese Frage ließ mir in den nächsten Monaten keine Ruhe. War ich echten Löwen-Eltern begegnet? Oder waren allesamt Zweifler wie ich, die sich nur besser verstellen konnten?

Als die Reha vorbei war, waren Enno und ich der Ansicht, dass die Anstrengung Früchte getragen hatte. Die Krankenkasse hatte nicht umsonst diese Maßnahme gesponsert. Unser Kind schien tatsächlich fitter geworden zu sein. Leo konnte besser klettern, besser Gleichgewicht halten, schien mehr Kraft zu haben. Nun war es an uns, das tägliche Trainings-Camp zu Hause fortzuführen. Und wieder machten wir die Rechnung ohne den Wirt.

Leo boykottierte, so gut er konnte, die Übungen auf dem Wunder-Gerät. Hätte er all seine Drohungen erfüllt, wäre das Ding fünf Mal aus dem Fenster geflogen und wir hätten heute keine Fenster mehr. Er war sehr erfinderisch, was seine Ausreden anging. Weinen, Schreien, Drohungen, Müdigkeit, alles Mögliche wurde vorgeschoben, um das Trainieren vor der Schule, nach der Schule und am Wochenende schwierig zu machen.

Leo kämpfte, aber wogegen? Gegen eine Therapie, die für ihn nicht geeignet war? Gegen die Anstrengung? Gegen die unangenehmen Empfindungen der neuromuskulären Stimulation? Waren das die berühmten Vermeidungsstrategien, vor denen die Ratgeber für die Erziehung »besonderer Kinder« warnten? War unser Löwi dabei, uns zu »manipulieren« und um den Finger zu wickeln?

Ehrlicherweise mussten wir zugeben, dass die neuartige Therapie nicht alles wegtherapieren konnte: Der unwillkürliche Speichelfluss war immer wieder da, der Muskeltonus schwankte hin und her. Die Sensomotorik im Beckenbereich hatte sich nicht erheblich verändert. Die Feinmotorik und Koordination, inklusive des Schreibens und Lesens wurden nicht explosionsartig besser.

Die Kontrollmessungen ergaben anschließend keine signifikanten Fortschritte. Hatte ich mit meiner unermüdlichen Therapiesuche lediglich erreicht, unser »Mutter-Kind-Verhältnis« zu zerrütten und Leo gegen mich zu stimmen?

Ich will nicht falsch verstanden werden. Diese Klinik hatte zweifelsohne eine gut organisierte und effektive Reha-Maßnahme auf die Beine gestellt. Ich schätze, dass Leo trotz allem davon sehr viel profitiert hat, denn was das Gehirn lernt, kann man nicht immer messen. Neue neuronale Pfade lassen sich nicht durch technische Geräte darstellen.

Was mich der Aufenthalt im »Haus der Engel« persönlich lehrte, war eine erschütternde Erkenntnis: Dass unser Kind von früh bis spät mit seiner eigenen Unzulänglichkeit konfrontiert wurde. Dass ihm von allen Seiten suggeriert wurde – »so wie du bist, reichst du nicht aus.« Und dass seine Rebellion gegen das Training auch ein Aufstand gegen mich war.

Natürlich gab es auch positive Erlebnisse während dieser Reha. Eins davon war unvergesslich, für mich, und vermutlich auch für Leo: Der inklusive »Basketball-Schnupperkurs«. Inklusiv hieß, dass alle Teilnehmer des Kurses im Rollstuhl sitzen mussten, auch die »Freigänger« – wie wir Menschen, die laufen können, im Fachjargon genannt werden.

Ich rechnete mit einem »Freigänger« als Trainer und war überrascht, als der Saal von einer resoluten Dame im Rollstuhl geentert wurde. Es war faszinierend zu erleben, wie flink die erfahrenen Kinder in ihren Rollstühlen dem Ball hinterherflitzten, wie gekonnt sie die Körbe trafen. Leo selbst war zuerst ziemlich eingeschüchtert von deren Fähigkeiten, nahm aber schnell an Tempo zu, fing die ersten schweren Bälle seines Lebens und erzielte Treffer, die er – als wankender Freigänger – nie erzielt hatte.

Es war für ihn bestimmt eine einschneidende Erfahrung, dass Menschen, die er womöglich als schwach eingeschätzt hatte, stark sein konnten. Und für mich war es lehrreich zu erleben, wie eine Trainerin im Rollstuhl ihm einiges mehr entlocken konnte, als manch ein »normaler« Trainer.

Leo schwärmt bis heute von diesem ungewöhnlichen Training, das ihn offenbar vergessen ließ, dass er ein Handicap hat, obwohl er von behinderten Kindern umgeben war. Es war eine undogmatische Trainingsmethode, die an seine Bedürfnisse angepasst war und ihm trotzdem etwas abforderte. Und die Hauptsache: Er hatte Spaß gehabt und konnte seine Erfolge unmittelbar erleben!

Wenn es nur diese Mischung aus Förderung und Forderung in allen Schulen geben könnte!

»Bin ich zu dumm für diese Welt?«
Vom Wagnis der Inklusion und den Verlockungen des Förderwesens

»Hurra, hurra, meine Brüder sind da!«, singt Leo, während wir die zwei Katzenjungen vom Bauernhof abholen. Wie froh sind Enno und ich, dass unsere Kleinfamilie um zwei pelzige Vierbeiner wachsen wird. Leo hat sich immer Geschwister gewünscht, was leider nicht sein sollte, und jetzt schickt uns das Schicksal zwei getigerte kleine Kater. Nun sind wir ein richtiges Rudel!
Ein paar Wochen später. Wir verfolgen vergnügt das Versteckspiel der Kätzchen, Mama und Papa auf dem Sofa fläzend, Leo auf dem Boden lauernd, auf allen vieren.
»Ich möchte nicht mehr Leo heißen«, erklärt er plötzlich.
»Wieso denn das?«, fragen Enno und ich wie aus einem Hals.
»Ich will kein Löwe mehr sein. Ich möchte lieber ein Kätzchen sein, so wie meine pelzigen Brüder.«
Wir tauschen verdutzte Blicke.
»Das wäre aber schade«, säusele ich, »dann könnten wir ja nicht mehr mit dir reden!«
»Ja, aber ihr könnt mich streicheln, füttern, mit mir spielen …
Und müsst mich nicht mehr zwingen, etwas zu lesen oder zu schreiben. Und ich könnte den ganzen Tag klettern, dösen, Fliegen fangen.«
»Und du müsstest nicht zur Schule, habe ich recht?«, neckt ihn Enno.
»Ja, genau«, hüpft Leo freudestrahlend in die Höhe.

Da war sie wieder, seine Abneigung gegen die Schule. Leo ließ keine Gelegenheit aus, um sie uns auf die Nase zu binden. Die verheißungsvolle Reha-Maßnahme lag nun Monate zurück, vor der Therapie war nach der Therapie. Waren alle Fördermaßnahmen für die Katz gewesen?

Er besuchte jetzt seit zwei Jahren die neue Schule, aber ein begeisterter Schulgänger war er nicht geworden. Trotz Förderplänen und individuell zugeschnittenem Unterricht machte unser Kind nicht die Fortschritte, die wir und die Lehrer uns erhofft hatten.

Auch Leo selbst wirkte zunehmend frustriert.

»Ich bin zu dumm für diese Welt!«, »Ich kann nichts« – solche Sätze häuften sich und machten uns allen schwer zu schaffen. Das Selbstbewusstsein unseres Kindes purzelte in Richtung Keller, vielleicht deswegen fühlte er sich zunehmend isoliert. Verabredungen mit Mitschülern – Fehlanzeige. Einladungen zu Geburtstagen – reine Zukunftsmusik. Die einst knospende Freundschaft mit Simon Sonnenschein stagnierte, neue Freundschaften über Sport, Nachmittagskurse oder die neue Nachbarschaft kamen nicht wirklich zustande.

Eines Tages holte ich unseren Löwi völlig verängstigt von der Schule ab – er hatte einen Schulalarm erlebt, der bei ihm eine regelrechte Angstattacke ausgelöst hatte. In den darauf folgenden Wochen wuchs daraus eine Angststörung wie aus dem Psychologielehrbuch heran.

»Ruhe bewahren. Nichts überstürzen!«, sprach mir Enno Mut zu.

»Beobachten, Fakten sammeln, Lage analysieren«, sagte ich, in Erinnerung an die hinter uns liegenden Kita- und Schulwechsel. Ich wusste mittlerweile, dass ein Schulwechsel das letzte Mittel sein sollte.

Nach den Sommerferien wird alles besser, redeten wir uns ein.

Doch auch in den Sommerferien erwischte ich mich immer häufiger dabei, an die Warnung des Amtsarztes zu denken. Er war seinerzeit der Einzige, der vor Leos Einschulung Klartext gesprochen hatte:

»Für ein Kind wie Ihres gibt es momentan keine passende Schulform. Die regulären Schulklassen sind zu groß, da würde er kläglich untergehen, für eine Förderschule für körperlich Behinderte ist er womöglich zu fit. Das Einzige, was unsere Stadt zu bieten hätte, wäre die Sprachheilschule.«

Ich kannte zwei Kinder, die dort beschult wurden:

»Aber Leo entwickelt sich sprachlich gut!«

»Schon möglich«, nickte der Sachverständige. »Aber die Klassen dort sind schön klein.«

Ich hatte gehört, dass Kinder mit sprachlichen Schwierigkeiten möglicherweise Verhaltensauffälligkeiten aufwiesen.

»Mir ist zu Ohren gekommen, dass es dort etwas robust zugeht!«, sagte ich.

Der Amtsarzt zuckte mit den Schultern:

»Die Entscheidung liegt bei Ihnen.«

Und so hatten wir die Entscheidung getroffen, unserem friedfertigen und körperlich zart besaiteten Löwi eine Rabaukenschule zu ersparen. Vielleicht waren Enno und ich damals zu naiv.

Ich war auf einer von Lillys berühmten WG-Partys gewesen. Eins dieser Feste, wo man Gott und die Welt traf, denn meine Freundin war da noch solo. Enno hatte sich bereit erklärt, zu Hause zu bleiben und sich um den Kleinen zu kümmern, und ich »durfte« ausgehen. Lillys verwinkelte Altbauwohnung hatte sich in eine coole Partylocation verwandelt, aus allen drei Zimmern strömten Leute in Feierlaune heraus.

In der großen Küche befand sich die begehrte Sofaecke. Als ich in einer der Tanzpausen dort einen Platz ergatterte, stieß ich auf eine Diskussion über die verschiedenen Schulformen. Oh nein, dachte ich, kann ich nicht einen Abend ohne das Thema »Kinder« verbringen? Schon wollte ich mit meinem »Caipirinha« flüchten, als jemand fragte:

»Ihr habt euch doch vermehrt. Auf welche Schule geht euer Kind?«

»Wir haben uns noch keine Gedanken gemacht!«, lachte ich. »Er ist erst fünf. Aber ich schätze mal, es wird die Grundschule bei uns um die Ecke werden.«

»Na, viel Glück«, zwinkerte mir derjenige zu.

Ich lauschte eine Weile der Diskussion: Staatlich oder privat, Grund- oder Primarschule, Gymnasium oder Gesamtschule. Es schien mir unerklärlich, warum sich die Leute die kostbare Partyzeit mit solchen Themen um die Ohren schlugen: Gab es nichts Wichtigeres auf der Welt, als die »richtige Schulform« unserer überversorgten Kinder? Und warum hatten sogar hartgesottene Singles eine dezidierte Meinung dazu?

Nein, Enno und ich waren anders. Wir würden uns nicht von der Qual der Wahl verrückt machen lassen. Nach alt sozialistischer Manier würden wir unseren Spross an der zuständigen Grundschule anmelden. Weder Enno noch ich hatten vor, sämtliche »Tage der offenen Tür« im Umkreis von fünf Kilometern abzuklappern. Es ging ja schließlich nur um die Grundschule und nicht um einen akademischen Grad.

Es schien mir damals unnötig zu erklären, dass unser Sohn in eine heilpädagogische Kita ging. Deswegen ging er ja dorthin – um »geheilt« zu werden, um danach eine »normale« Schule besuchen zu können, wie all die Kinder aus unserer Straße.

Fünf Jahre nach Lillys Party sitze ich vorm PC, surfe im Internet und studiere die Lehrpläne sämtlicher Förderschulen im Umkreis von zehn Kilometern. Und das halte ich geheim – vor meinem geliebten Mann. Die Schulferien sind längst vorbei, unser Sohn besucht jetzt die vierte Klasse, doch die bange Frage bleibt bestehen: Sind die staatlichen Förderschulen womöglich besser für ihn? Ist deren Lernprogramm vielleicht mehr auf die Bedürfnisse von besonderen Kindern zugeschnitten? Hätte Leo eine spezialisierte Einrichtung besucht, würde er jetzt womöglich besser lesen und schreiben, und nicht nur bis 20, sondern vielleicht bis 100 rechnen! Vielleicht wäre er jetzt selbstständiger und selbstbewusster, also besser vorbereitet aufs echte Leben!

Meine To-do-Liste wird länger: Infos über die Schulen einholen. Telefonieren. Alte Netzwerke aktivieren. Jetzige Schule beobachten. Fakten sammeln. Lage analysieren. Handeln.

»Mein Bauch grummelt wie ein Erdbeben in China«, hatte Leo zu seiner Begleitung gesagt. Kein Wunder. Da er seit Tagen gegen eine beginnende Erkältung kämpft, durfte ich ihn erst nach dem Schwimmunterricht in die Schule bringen. Eigentlich hätte er in diesen zwei Stunden auch von seiner netten Begleitperson betreut werden können, aber die Erzieherin wurde – unter der Hand – für die Betreuung der Klasse anderweitig benötigt.

In der zweiten Pause rief mich der Leiter des Trägervereins an und teilte mir mit, dass Leos Begleiterin diese Woche leider aus der Klasse genommen werden musste, weil die Behörde immer noch keinen Finanzierungsbescheid geschickt hätte. Auch Leos »Stundenkontingent« sei noch nicht genehmigt. Eine Überprüfung seines Betreuungsbedarfs müsste noch stattfinden.

Dieser Anruf kam jetzt schon zum zweiten Mal in zwei Jahren. Als ob unser Kind zu Beginn eines jeden neuen Grundschuljahres eine wundersame Verwandlung durchlaufen würde! Als ob die zuständigen Ämter die Hoffnung hegten, das Problem

Leo würde sich in den Ferien von selbst lösen. Unser Sohn stand aber nach wie vor auf der Schulmatte und versuchte, mit seinem gewinnenden Lächeln alle Sorgen ungeschehen zu machen.

Ich versuchte ebenfalls zu lächeln, denn ich saß gerade in einem Tonstudio, um eine Übersetzung für die Stadt aufzunehmen. Leo würde wohl die restlichen Tage der Woche ohne Begleitung auskommen müssen! Die anderen Viertklässler schafften es doch auch ohne persönliche Assistenz, rechtzeitig das Klo aufzusuchen, ihre Arbeitsblätter herauszufummeln und sich brav hinzusetzen und zu arbeiten.

Als ich ihn abholte, atmete ich auf, Leo war unversehrt, auch wenn seine Kleider nass waren und seine Arbeitsblätter unangetastet. Was meinem Kind das größte Kopfzerbrechen bereitete, war der Sportunterricht am nächsten Tag. Wird er alles ohne seine vertraute Begleitung hinkriegen? Wer wird ihm beim Umziehen oder beim Zubinden der Sportschuhe helfen? Wer wird ihn vor eventuellen Schikanen beschützen?
»Das klappt schon!«, beruhigten wir ihn, »Du bist ja nicht allein in der Klasse.«
Leo nickte und verzog die Lippen zu einem schiefen Lächeln.

Wie würde der Unterricht in der Klasse aussehen, wenn auch Leos Begleiterin wegfiele, fragten wir uns. Vielleicht wäre das nicht so übel, vielleicht wäre es die Gelegenheit, das I-Kind gleichberechtigt in der Klassengemeinschaft zu unterrichten. Die Frage war nur, ob die Fachlehrer darauf vorbereitet waren. Ob die Arbeitsblätter und Aufgaben des »normalen Unterrichts« für Leo genug individualisiert wurden.
Die Praxis sprach oft eine andere Sprache. Während die Mehrheit der Klasse in Mathe zum Beispiel gerade den 10.000er Zah-

lenraum durchnahm, brütete Leo über seine 20er-Raum-Aufgaben. Abends klagte er dementsprechend über Kopfschmerzen und darüber, dass »sein Gehirn an allem schuld sei«.

In Deutsch wäre es vielleicht einfacher für ihn, da müsste er nur an seiner Geschichte weiterschreiben. Es gelang ihm zwar, ein paar langsame Worte mit dem Stift zu schreiben, aber das könnte ein Anlass werden, mit dem Klassen-PC zu schreiben, anstatt mit der Hand. Dafür bräuchte er aber Unterstützung seitens der Lehrerin, die wahrscheinlich keine Zeit haben würde. Leo war bei weitem nicht das einzige Kind in seiner Klasse, das mehr individuelle Förderung oder Zuwendung bräuchte!

In Zeiten der Trockenheit und des knappen Futters sind die Verteilungskämpfe unter den Löwen in freier Wildbahn am härtesten. Die Löwenkinder gehen da häufig leer aus. Die schwächsten – sowieso. In Zeiten der knappen finanziellen und personellen Ressourcen fallen Schüler, die mehr Arbeit verursachen, schneller durch das Raster.

Eine neue Schulbegleitung wurde vorübergehend genehmigt, aber alles stand nach wie vor auf wackligen Füßen. Kinder haben sensible Antennen für jede kleine Sicherheitslücke. Ein Kind wie Leo – allemal. Vielleicht suchte er deswegen erneut Zuflucht in seinen Ängsten. An einem verregneten Oktobermorgen waren sie wieder da – seine Phobien, die ihm das Leben schwer machten, aber offenbar eine gewisse Sicherheit mit sich brachten.

Neu war allerdings sein allmorgendliches Ritual auf dem Weg zwischen Bushaltestelle und Schule: Sobald wir uns dem Eingang näherten, formten sich seine Lippen zu einem lautlosen Gebet, und direkt vor der Schulpforte faltete Leo die Hände und verneigte den Kopf: War das unser Sohn, der sich normalerweise erkundigte, wo denn genau Gott thronen würde, ob in der Atmosphäre oder Troposphäre?

Ein paar Tage später, während ich ihm in das Oberteil des Schlafanzugs half, fragte er leise:

»Hasst mich Gott, Mama?«

»Wie kommst du denn darauf?«, fragte ich erschrocken zurück.

»Weil er mich behindert gemacht hat!«

Nur noch eine Woche bis zum ersten Hospitationstermin in der besten Förderschule der Stadt. Wir haben extra um zwei Termine gebeten: einen für Leo und mich, und einen für uns alle drei, da wird Enno einen Urlaubstag nehmen. So eine Umschulung ist eine wichtige Entscheidung, die von der ganzen Familie getroffen werden muss, so die Empfehlung der erfahrenen Leiterin.

Ich habe über Freunde Birte kennengelernt, zum Glück. Birte arbeitet zufälligerweise als Sonderschullehrerin an der besagten Schule, und nachdem ich mich von ihr beraten lassen habe, sehe ich jetzt Leo mit anderen Augen. Seine Vermeidungsstrategien fallen mir stärker auf:

»Ich darf nicht das Katzenklo putzen. Meine Immunsysteme sind zu schwach.« Oder: »Ich bin gegen Gerüche ›affektiv‹«, wenn es darum geht, die Teller abzuräumen. Oder: »Ich bin zu schlapp«, wenn es darum geht, eine Schreibübung zu machen. Oder »Mir tut das Bein weh«, bevor es morgens zur Schule geht.

Wo endet die tatsächliche Überforderung und wo beginnt die Vermeidung bei einem Kind mit einer frühkindlichen Zerebralparese leichten bis mittleren Grades? Mit solchen Fragen kennen sich alle Mitarbeiter einer Förderschule bestens aus – Lehrer, Erzieher, Therapeuten. Alle ziehen an einem Strang mit den Eltern.

Ich habe dauernd Birtes Worte in den Ohren:

»Es kommen immer mehr Kinder als Rückkehrer aus den weiterführenden Schulen. Bei uns atmen alle erst mal durch: Eltern und Kinder. Nur merkt man ihnen an, dass die ersten vier Klassen nicht gut gelaufen sind. Sie sind schon voller Vermeidungsstrategien.«

Ich fühle mich schuldig, dass wir Leo nicht in einer Schule angemeldet haben, wo die Kinder von der ersten Stunde an mit ihrer Unzulänglichkeit konfrontiert werden und die Probleme von allen Seiten angepackt werden.

»Ist Vermeidung nicht eine normale Reaktion?«, habe ich dennoch Birte gefragt. »Wenn man etwas nicht gut kann, dann hat man keine Lust, es zu tun. Wenn ich zu dick bin, habe ich natürlich keine Lust zu joggen.«

»Wer hat da schon Lust?«, hat Birte, die Förderlehrerin, zurück geschmunzelt. »Aber da muss man durch.«

«Ich darf ein Jahr lang nicht in Simons Klub spielen! Das stand geschrieben auf einem Blatt!«, erzählt mir Leo beim Abholen. Er kämpft mit den Tränen, lächelt trotzdem.

»Was für ein Klub? Was für ein Blatt? Sind wir jetzt bei den Freimaurern oder was?«, belle ich zurück.

»Mama, du darfst meinen Freund nicht beleidigen!«, antwortet Leo überraschend. »Er meint es gut mit mir. Ich bin halt noch nicht so weit für den Klub.« Unser sanfter Löwe lässt nichts gegen seinen geliebten Simon sagen.

Beim Einschlafen brechen sich die Tränen dennoch ihre Bahn. Enno und ich hören ein lautes Schluchzen aus dem Kinderzimmer:

»Was ist los?«, laufen wir besorgt zu Leo.

»Ich … Ich weiß nicht, mit wem ich morgen spielen soll. Kann ich nicht zu Hause bleiben? Und was mache ich, wenn der Alarm ausbricht …?«

Enno und ich wechseln vielsagende Blicke. Es ist an der Zeit, Leo in unsere Pläne einzuweihen:

»Keine Angst, mein Großer«, fängt der Papa an. » Morgen ist Freitag, letzter Wochentag. Am Montag guckt ihr euch eine neue Schule an, du und Mama.«

»Ist das die Behindertenschule?«, flüstert Leo. Schlaues Kerlchen.

»Ja«, antworte ich mit munterer Stimme.

»Und was ist, wenn ich Kopfschmerzen habe?«

»Gehen wir trotzdem hin.«

Schluss, aus, Ende der Diskussion. Es wird geschlafen.

»Ich brauche Kinder!«
Von pädagogischem Scharfsinn und kindlichem Leichtsinn

Wir nähern uns dem Eingang. Leo hat bereits die Umgebung mit seinen wachen Augen gescannt: Die Beförderungsbusse, die schwere Eisentür, er sagt nichts mehr. Nicht mal die herzliche Begrüßung unserer Bekannten Birte, die wir auf dem Weg zur ersten Hospitation zufällig treffen, kann ihn aus der Reserve locken.

Wir durchschreiten die Flure, suchen nach dem Schulbüro.

Hell und freundlich ist es hier, wir werden von energischen MitarbeiterInnen begrüßt, aber man fühlt sich irgendwie an ein Krankenhaus erinnert, was bestimmt an der rollstuhlgerechten und funktionellen Bauweise liegt.

Leos Körperhaltung ist abwehrend. Die geduckten Schultern, der leicht gesenkte Kopf, der extra schlurfende Gang.

Während des Gesprächs mit der Leiterin ist er demonstrativ ablehnend. Sie nimmt das zur Kenntnis, sagt aber nichts. Eine weise Pädagogin, diese langhaarige, schmale Dame, die weiß, wie man mit Kindern umgeht, die täglich mit sich selbst hadern.

»Sehen Sie, wie er vom Stuhl rutscht«, flüstert sie mir zu. »Bei uns wäre er auf jeden Fall gut aufgehoben. Aber das hatte ich Ihnen schon mal gesagt.«

Ich spüre, dass sie etwas verletzt ist. Das sagt sie nicht direkt, das entnehme ich ihrem Ton, ihrem Gesichtsausdruck. Denn wir hatten uns diese Schule schon mal angeguckt, bevor wir Leo von der »alten Schule« genommen hatten. So wie viele andere Eltern seit Inkrafttreten des Inklusionsgesetzes hatten wir uns anschließend für eine inklusive Beschulung unseres Kindes anstatt für eine Förderschule entschieden. Jetzt kommen wir hierher, gesenkten Hauptes, wie die verlorenen Söhne und Töchter.

Das Gespräch mit den Therapeutinnen aus der Bewegungsabteilung überzeugt mich. Es ist verlockend, Leo dieser Bildungseinrichtung anzuvertrauen. Fordern und Fördern unter einem Dach. Anpassung des Lernmobiliars an die Bedürfnisse des Kindes. Undogmatischer Wechsel zwischen bewegtem und sitzendem Lernen. Regelmäßige Therapien in Abstimmung mit den Lehrern, verschiedene Sportgruppen, Freizeitaktivitäten und Kurse nachmittags, die Leo – vom Thema her – begeistern könnten.
Warum kann man so eine Schule nicht einfach für alle Kinder öffnen?

Auf dem Flur kommen wir an den Drittklässlern vorbei, die gerade Mathe lernen, Rechnen mit allen Sinnen, in einer Lerngruppe von höchstens zehn Kindern! Es wird Himmel und Hölle gespielt, es wird gewürfelt, gehüpft oder mit dem Rollstuhl gerollt. Ich werde etwas neidisch, als ich an Leos langweilige Mathe-Arbeitsblätter aus der anderen Schule denke und an sein gequältes Gesicht.
Doch dann tanzt ein blonder Wuschelkopf aus der Reihe. Auch in diesem paradiesischen Unterrichtsuniversum gab es also aufmüpfige Kinder! Mürrisch zertritt der Querulant das Himmel-und-Hölle-Arrangement, läuft weg, wird eingefangen, Konsequenzen werden angedroht. Der Junge sitzt nicht im

Rollstuhl, er hat offenbar ein anderes Päckchen zu tragen. Er erinnert mich ein bisschen an Leo mit seinem Muskeltonus.

Die vierte Klasse erwartet uns schon. Die Schüler sind darauf vorbereitet, dass ein neuer Junge, ein potentieller Mitschüler, hospitieren wird. Leo ist freundlich-zurückhaltend, in sich gekehrt, man ahnt nicht, dass er schon alles gecheckt hat. Die verstohlenen Blicke der Kinder sind neugierig und erwartungsvoll, Leo scheint recht gut anzukommen. Auch ich versuche diskret die Lage einzuschätzen. Was sind die vermutlichen Beeinträchtigungen der Schüler, wer kann was und wie viel, wird Leo hier zur ersten oder zweiten Liga gehören, oder gar zum Olympia-Team?
Im Sitzkreis taut mein Sohn überraschend auf. Ich entdecke in ihm den Angeber, er tut so, als wäre alles »babyleicht« für ihn. Diese Morgenrunde erinnert tatsächlich auf den ersten Blick an die Vorschule: Wochentage identifizieren, mit dem Kalender klarkommen, sich verständlich ausdrücken, ohne den Faden zu verlieren, die anderen ausreden lassen. Klingt selbstverständlich, ist aber auch für Leo immer wieder eine Herausforderung.
Ich weiß, dass nach diesem Unterrichtsbeginn individuell gearbeitet werden soll. Auch hier wird persönlich zugeschnittener Unterricht groß geschrieben. Dann könnte Leo auch Differenzial-Rechnungen lösen, wenn ihm danach wäre, und nicht nur Plus-Minus-Aufgaben.
Aber heute haben wir den Werkunterricht erwischt. Leo macht gut mit, spricht laut und ohne zu nuscheln, schnippelt und knetet, aber in seiner Mimik schwingt etwas Herablassendes mit. Er gehört definitiv zu den sprachlich Versierteren in dieser Gruppe.

Die Zeit geht schnell vorbei, ich informiere mich bei der Klassenlehrerin über Lehrpläne und Didaktik, aber mit einem Auge und Ohr prüfe ich, wie Leo hier zurechtkommt. Auch hier scheinen die Pädagogen mit Disziplinierungsmaßnahmen zu arbeiten, nur wird auf die Bedürfnisse und die Vorgeschichten der Kinder eingegangen. Ein Mädchen muss sich hinlegen, ein Junge hat einen Wein-Anfall. Mit wem könnte sich Leo anfreunden, mit wem könnte er seine ausgefeilten Spielszenarien entwerfen, mit wem gar in den nächsten Jahren ein unschlagbares Team bilden? Denn auf dieser Schule würde er wahrscheinlich bis mindestens zur neunten Klasse bleiben.

Den Anstoß für die Entscheidung gibt die Hofpause. Leo geht prinzipiell zur Schule, um mit anderen Kindern in Kontakt zu treten. Sein Lieblingsfach sind die Pausen: An der frischen Luft sein, herumstreunen, sich in Gebüschen verstecken, PC-Spiele im Freien nachspielen – dafür lohnt es sich, den Unterricht zu erdulden. Überlebenswichtig dabei sind für ihn die Freunde – also die Jungs, die auf seiner Wellenlänge schwingen und mit denen er seine Spezialinteressen und Fantasiewelten teilen kann. Ohne die interessierten Ohren und die Rückmeldungen seiner Spielkameraden würde sich Leo wie ein halber Mensch fühlen. Er ist sicher kein einfacher Spielkamerad, deswegen hat sich vermutlich Simon Sonnenschein zurückgezogen. Denn mit Leo zu spielen und Zeit zu verbringen, fordert vollen Einsatz, mental, sprachlich und körperlich.

Als mitten in der Hospitation die große Pause angekündigt wird, bricht nicht der große Tumult aus. Das Frühstücken, das Trinken, die Körperpflege der Kinder – das leibliche Wohl scheint wichtiger als das Erstürmen des Schulhofs. Leo wirkt ungeduldig, ihn drängt es nach draußen. Eigentlich hasst er kreischende, galoppierende und durch Treppenhäuser lärmende Schüler, aber das hier ist ihm definitiv zu ruhig.

Auf dem Schulhof muss ich meinen Hospitanten eng begleiten, mit ihm geduldig die Spielgerätschaften in Augenschein nehmen. Undercover schaut sich Leo nach spielenden Jungs um, denen er sich anschließend könnte, in dieser Pause ist die Auswahl nicht groß.

Nach noch etwas hielt Leo Ausschau, wie mir später klar wurde: nach Mädchen: Nach unbesorgten, lachenden, zickigen »Mädels«, die sich von den Jungs jagen lassen, aber auch den einen oder anderen Jungen in Gefangenschaft nehmen. Vielleicht sogar einen wie Leo, der nicht so schnell laufen kann.

Leos Liste der Angebeteten aus der Grundschulzeit ist präsentabel, mal war es die Klassenbeste, mal die barmherzige Samariterin, mal die Klassenzicke, mal die Klassendiva, sie waren alle herrlich – doch bis heute bleibt Anemone unvergessen, oder wie Enno und ich sie nannten – die »Amazone«. Dabei war sie nicht mal aus Leos Klasse, aber sie schien den Pausenhof und die Herzen der Jungs aus der Alten Schule höher schlagen zu lassen. Nach Leos Berichten konnte sie nicht nur toll rennen, klettern, mit wehenden Haaren über Balken balancieren, nein, sie konnte auch noch Karate und beherrschte vor allem die Kunst des Lasso-Werfens. Mit leuchtenden Augen erzählt Leo immer wieder von dem Tag, an dem er einmal in Anemones Gefangenschaft geriet.

Als die Große Pause zu Ende geht, hospitieren wir noch eine Weile, um uns vor dem Mittagessen zu verabschieden. Leo will partout nicht zum Essen bleiben, obwohl er von den Mitschülern in spe freundlich eingeladen wird.

»Leo ist kein guter Schulesser«, entschuldige ich ihn. »Auch in seiner jetzigen Schulkantine boykottiert er oft das Essen.«

»Aber bei uns schmeckt es wirklich gut. Es wird hier im Hause gekocht«, versucht uns der groß gewachsene Junge zu überreden, mit dem Leo während des Werkelns über ein PC-Spiel gefachsimpelt hatte.

Doch Leo will nach Hause.

Schweigend laufen wir die sonnige Straße entlang, frischen Wind um die Nase. Ich fühle mich bedrückt, denn ich stelle mir vor, wie es für diese Viertklässler sein muss, immer wieder von hospitierenden Rückkehrern besucht zu werden, ohne zu wissen, ob diese zurückkommen oder auf immer verschwinden. So eine Hospitation hinterlässt einen faden Nachgeschmack: Man hat von der Glasur des Kuchens genascht, ohne wirklich zu wissen, wie er von innen schmeckt. Man war Zaungast, ohne zu wissen, wie es in der Praxis wirklich aussehen würde. Es blieb schließlich an uns Eltern, die letzte Entscheidung zu fällen. Denn wir sind ja diejenigen, die alle Konsequenzen überblicken können und in die Zukunft sehen können.

Können wir das wirklich?

Leo dagegen schreitet munter neben mir her.

»Na Leo, wie fandest du die Schule?«, frage ich möglichst zwanglos.

Er antwortet, ohne lange zu zögern:

»Nee. Da passe ich nicht hin.«

»Wieso denn das? Die Schule hat einen guten Eindruck auf mich gemacht. Nette Lehrer …«

»Ach Mama. Dort fühlte ich mich …, wie soll ich dir das erklären? Ich brauche jemanden zum Reden, zum Spielen.«

171

Mein Sohn kann wirklich gut argumentieren. Ich versuche trotzdem, den Advocatus Diaboli zu spielen.

»Na komm. Da gab es bestimmt auch Kinder, mit denen du gut klarkommst. Und vor allem: Du wirst in dieser Schule mehr spielen und mehr Sport treiben können, der Unterricht wird nicht so anstrengend oder langweilig für dich.«

»Aber Mama, weißt du was?« Leo senkt die Stimme und reißt seine Augen noch mehr auf. Also gab es jetzt etwas Wichtiges mitzuteilen. »Die haben nicht so viele Mädchen. Ich brauche Mädchen, Mama. Tausende von Mädchen. In meiner jetzigen Schule habe ich mehr Mädchen zum Spielen.«

Sollte man diese »Macho«-Argumente durchgehen lassen? Eine Amazone, ein Supergirl, ein Stern zum Hinaufblicken und Träumen – brauchte unser Löwi unbedingt eine solche Art von Motivation, um zur Schule zu gehen?

Die Hospitation zu dritt war natürlich reine Makulatur. Enno war »vorbelastet« durch unsere Berichte, ich war eingestellt auf weitere Abneigungs-Bekundungen, die dann auch kamen. Unser Hospitant war frecher als beim ersten Mal, er demonstrierte seine Unlust auf die Schule noch klarer, besonders jetzt, wo der Papa dabei war.

Nach der Theorie der Vermeidung, war er dabei, uns um seinen kleinen Finger zu wickeln.

Als wir drei abschließend bei Pommes und Bratwurst die Lage besprachen und uns insgeheim über den gemeinsamen freien Nachmittag freuten, machte ich einen letzten Vorstoß:

»So, Leo. Du willst also nicht zu dieser Schule wechseln?«

»Nein Mama, ich will nicht dahin. Ich will bei meinen Freunden bleiben.«

Welche Freunde, dachte ich böse, sagte aber nur:

»Finden wir gut, oder Enno?«

Enno nickte bereitwillig.

»Aber nur unter einer Bedingung. Etwas muss sich ändern.«

Leo schaute gespannt zu Enno und mir.

»Was denn?«

»Ich weiß es nicht«, gab ich zu. »Ich will auf jeden Fall kein betendes Kind mehr in die Schule bringen, dessen Hosenbeine am Schultor schlottern. Darauf habe ich keine Lust mehr.«

»Und ich habe keine Lust mehr, jeden Morgen einen widerborstigen und verweinten Jungen bis zur U-Bahn zu fahren. Das macht echt schlechte Laune«, ergänzte Enno.

Leos Gesicht hellte sich immer mehr auf.

»Ich habe eine Idee!«, hob er den Zeigefinger. »Ich höre einfach auf, vor diesem blöden Alarm Angst zu haben.«

»Keine schlechte Idee«, sagte Enno. »Aber so eine Angst, die kann ganz schön hartnäckig sein.«

»Ich kann auch hartnäckig sein. Fass mal an Papa, wie hart mein Nacken ist«, führte er Ennos Hand zu seinem Haaransatz, jener Stelle hinten am Kopf, die ich früher so gern geküsst hatte.

Leo lachte nicht, er meinte es ernst, er war bereit, mit allen Mitteln für die freie Wildbahn zu kämpfen. Er wollte dazugehören, er wollte sich lieber nach oben als nach unten vergleichen, auch wenn das wehtat.

Das durften wir ihm nicht verwehren.

»Guck nicht so böse, Mama!«
Von müden Löwenmüttern und mutigen Löwenkindern

»*Es gilt nicht, was sein sollte, sondern was ist.*« Warum rührt mich dieses Zitat eines unbekannten Verfassers so sehr? Ich habe schon vieles über den Umgang mit »Menschen mit Handicaps« gelesen, aber dieser Satz aus dem kleinen Buch des Verlags »Selbstbestimmtes Leben« bringt mich den Tränen nah. Warum? Nur weil ich mich an zahllose Momente erinnert fühle?

7:15 Uhr, ein Morgen wie viele andere. Ich versuche, Leo aus der Wohnung zu hieven, damit wir es zur ersten Stunde schaffen, aber er boykottiert alle Bemühungen, so mein Gefühl. Der Papa hat das Warten aufgegeben und ist allein ins Auto gestiegen. Der familiäre Fahrdienst bis zur U-Bahn fällt heute leider aus. Leo bewegt sich in Zeitlupentempo und berichtet mit bemerkenswerter Ausdauer von seinen neuesten Spielplänen, obwohl gerade Anziehen angesagt ist. Er muss sich nur bücken, in die Klettverschluss-Schuhe steigen, sich aufrichten und die Jacke überstreifen. Und dann zügig die Zähne putzen. Es hört sich so einfach an. Er müsste das allein bewältigen, wie jeder durchschnittliche Neunjährige.

Aber er tut es nicht, also übernehme ich es für ihn. Bestimmt hätte er es selbst geschafft, aber dann wären wir noch später losgekommen. Also helfe ich in Jacke und Schuhe, putze Zähne, nachdem ich schon beim Aufstehen, Anziehen, Waschen geholfen habe.

Während ich all das für mein Kind erledige, muss ich meine Stirn in Falten geworfen haben. Ich habe bestimmt über die Gründe dieses Debakels gegrübelt. Will er oder kann er das nicht? Wenn er das nicht kann, dann warum? Weil er seine Hände wieder schlecht spürt. Weil er wieder nicht einschlafen konnte und jetzt zu schlapp ist. Weil sich vielleicht die nächste Erkältung ihren Weg in Nase und Rachen bahnt, oder alles gleichzeitig. Oder bin ich nur auf der Suche nach triftigen Gründen, um mein »Versagen« als Erziehungsberechtigte zu rechtfertigen?

Als mein Ton schärfer wird und meine Griffe grober, murmelt Leo:

»Guck nicht so böse, Mama.« Er lächelt nicht, er meint es ernst. Mein Sohn hat mir gerade die gelbe Karte gezeigt. Immerhin besser als: »Entspann dich, Alte.«

Wie reagieren? Am liebsten würde ich mich im Bad einschließen und eine Runde heulen, aber das muss ich auf später verschieben. Ich könnte Leo erklären, dass mein Groll nicht »persönlich« gemeint, sondern strukturell bedingt ist. Dass es anstrengend ist, Mutter eines Kindes zu sein, das aus dem Rahmen fällt. Dass es nicht leicht ist, viele Funktionen gleichzeitig erfüllen zu müssen: die der Anwältin, Therapeutin, Pflegerin, Erzieherin und … der liebenden Mutter.

Und dass man stets im Konflikt steht, zwischen dem, wie es zu sein hat, und dem, wie es gerade ist. Wie in diesem Zitat! Aber was würde ihm diese Information bringen?

Ich versuche es auf die witzige Art:

»Oh! Hab ich böse geguckt? Ist mir nicht aufgefallen! Aber soll ich dir zeigen, wie böse wirklich geht?«, rufe ich und beginne, ihn zu kitzeln, wohl wissend, dass daraus ein kleines Gerangel auf dem Flur entsteht.

Der beste Muntermacher für Leos schlafende Sinne. Auf die zehn Minuten kommt es jetzt auch nicht mehr an.

Während wir anschließend zur U-Bahn schlurfen, Leo an meinen Arm hängend und fröhlich plaudernd, wappne ich mich für einen möglichen Wortwechsel mit der Klassenlehrerin. Dem vorwurfsvollen Blick mit einem netten Lächeln begegnen, eine Rechtfertigung bereithalten, die nicht mal erlogen wäre. Unser Sohn hat nun mal einen anderen Rhythmus als manch anderes Kind. Abends kommen Geist und Körper nur langsam zur Ruhe, dementsprechend schwer kommt er morgens in die Gänge. Jeder neue Zahn, jeder kleine Muskelkater, jede schleichende Erkältung wirken sich auf seinen Muskeltonus und seinen Antrieb negativ aus. Da kommen Lehrer, Mitschüler und wir Eltern schnell in Versuchung, unserem Löwi Bocklosigkeit und fehlende Motivation vorzuwerfen. Mutter von Leo sein, heißt, diese Abweichung von der Norm auszuhalten, ohne sich für sein Kind zu schämen.

Gelegentlich gleite ich in Tagträumereien ab. Dann stelle ich mir die ideale Schule vor. Fußweg von höchstens zwanzig Minuten. Unterrichtsbeginn zwischen 9.00 und 9.30 (wie in Schweden oder in Spanien), eine rhythmisch-musikalische Einheit zum Wachwerden: Singen, Klatschen, Stampfen, Reime aufsagen, oder von mir aus – den Witz des Tages erzählen. Anstelle des 45-minütigen Kampfs mit den Arbeitsblättern – projektbezogener Unterricht, auch in Deutsch und Mathe, damit sich auch einem verspielten Schüler wie unserem der Sinn des Schreibens und Rechnens erschließt. Alle Lehrer wären Coaches, die zeitnah Feedback geben. Selbstverständlich fände alles in kleinen Gruppen statt, mit ausreichend Bewegung zwischen den Arbeitsphasen.

Der beste Tag für Leo in der Alten Schule war der »Indien-Tag«. Schreiben, spielen, essen: Von morgens bis nachmittags war alles den Indern und deren Leben gewidmet. Danach wollte unser Weltreisender eine Woche lang nur mit den Fingern mampfen. Beste Stimulation der »taktilen Wahrnehmung«, ohne ausgelacht oder ermahnt zu werden.

Leo geht nicht wirklich gern zur Schule. Es sei denn, er hat Projekttag oder Ausflug. Wie begeistert war er neulich, als er von einem Besuch in ein Schülerlabor zurückkam, wo sie Physik-Experimente durchführen durften. Wie stolz war er letzten Frühling, als er mit seiner Klasse das Rathaus besuchen und Justizminister spielen durfte.

Ich bin überzeugt, dass er besser rechnen würde, wenn sein Matheunterricht enger am Leben orientiert wäre. Was spräche dagegen, eine Woche lang »Sparkasse« zu spielen? Die Lehrerin könnte die Filialleiterin sein, die Schüler – die Angestellten. Da müssen Geldrollen gezählt werden, Ein- und Auszahlungen getätigt, Konten geführt, Kredite verhandelt, Anlageberatungen durchgeführt werden. Da wäre Leo bestimmt ein hartnäckiger Berater geworden, der jedem Neukunden eine Segelyacht oder einen Privatjet anschnacken würde.

Aber das Leben besteht nicht nur aus Träumen und Trommeln, sondern auch aus Pflichten, an die ein jedes Kind rechtzeitig herangeführt werden muss. Jawohl! Und meine Pflicht als Mutter ist es, einen funktionstüchtigen Menschen heranzuziehen. Die Primärtugend Pünktlichkeit gehört nun mal dazu.

Zwei Jahre zuvor. Wir sind unterwegs zur alten Schule. Es ist einer dieser Tage, an denen Leo wie welkes Gemüse daherkommt, beim Gehen wankt und stolpert, und ich in kaltem Schweiß bade, weil wir zu spät sind.

Zwischendurch stampft er mit den Füßen auf, wie ein Pferdchen, das seine neuen Hufe ausprobiert. Spürt er seine Füße nicht?

»Warum trampelst du denn so?«, frage ich mehrmals und verberge meine Angst hinter der Verärgerung. Leo überhört hartnäckig die Fragerei, bis er schließlich trocken sagt:

»Freu dich, dass ich überhaupt gehe!«

Damals brach ich in schallendes Lachen aus, vielleicht um meine Verlegenheit zu überspielen. Denn mein Erstklässler hielt mir unbewusst einen Spiegel vor, in dem ich mein eigenes Leistungsdenken sah. Seine Anmerkung war eine Aufforderung, innezuhalten und nachzudenken.

Heute, fast vier Jahre nach diesem scheinbar harmlosen Dialog, halte ich inne und blicke in meine eigene Schulzeit zurück. Dort sehe ich ein pummeliges Mädchen, das vor sich hin träumt und stolpert, gegen Pfosten rennt, sich die Strumpfhosen kaputt macht, Dinge fallen lässt und dann alles gut machen will und dadurch noch tollpatschiger wird. Es möchte perfekt sein, trotzdem kommt es häufig zu spät, weil es dauernd grübelt oder mit Freundinnen herumtrödelt. Etwas in diesem Mädchen ähnelt sehr meinem Leo, obwohl er nicht meine Gene trägt.

Und doch liegen Welten zwischen ihm und dem Kind, das ich mal war. Ich habe wohl sehr früh laufen und lesen gelernt und habe, glaube ich, mächtig angegeben mit allem, was ich konnte. Und seitens meiner berufstätigen Eltern wurde mir mächtig viel abverlangt. Das war damals so, in unserer brüderlichen sozialistischen Welt. Wer zu langsam oder tollpatschig war, dem war wenig zu helfen. Weder in der Schule noch zu Hause noch später im Leben.

Ich hatte Glück, denn ich war in schulischen und musischen Belangen schnell, für mein Alter kräftig und nicht auf den Mund gefallen. Zwar war ich eine Niete im Sport, aber dafür in vielen wichtigen Fächern ein »Vorbild«, also befand ich mich hart an der Grenze zwischen »Streberin« und »Überfliegerin«.

Aber weh den Kindern, die aus dem Rahmen fielen! Wie unser schwerhöriger Georgi, der sich mit Rechnen und Lesen schwertat. Er wurde von allen Kindern gemieden und von allen Lehrerinnen gescholten. Obwohl ich in der fünften Klasse als Zweitklassenbeste ihm »kameradschaftliche Nachhilfe« geben musste, verschwand er nach den Osterferien. Es hieß, er sei in die Schule für die »Zurückgebliebenen« gekommen. Wo sie genau war, wusste keiner.

Oder die schüchterne Dimka, die neben mir saß und oft nach Urin roch, obwohl sie schon elf war. Auch ihre Spuren verlieren sich rückblickend, lange bevor unsere siebenjährige Grundschule zu Ende ging.

In meiner Erinnerung ging es viel um Erfolg und Leistung. Ich war auf einer »musterhaften Schule« und kam danach auf ein »musterhaftes Gymnasium«, wo nur die Besten aufgenommen wurden. Ich musste allerhand Prüfungen bestehen. Mit acht Jahren – die Prüfung für die Musikschule, mit 14 die Aufnahmeprüfung fürs Sprachengymnasium, mit 19 die Aufnahmeprüfung für die Uni. Und dazwischen immer wieder Wettbewerbe, Auftritte, Schul-Olympiaden. Wäre ich auch eine Sportskanone gewesen, hätte ich alle Kriterien der »allseitig« entwickelten sozialistischen Persönlichkeit erreicht.

Ich war wahrlich kein Zahlengenie. Aber in der sechsten Klasse hatte ich es immerhin zu einer Mathe- und zwei Physik-Olympiaden geschafft. Hätten mich meine Eltern wirklich lieb gehabt, wenn ich – ähnlich wie Leo – in der dritten Klasse nur bis zehn hätte rechnen können? Wären sie »stolz« auf mich gewesen?

Und meine Freundinnen? Hätte ich, Pummelchen, sie um mich scharen können, wenn ich nicht so gut im Lesen, Aufräumen, Klavierspielen, Ball fangen und Herumkommandieren gewesen wäre?

Ich wünsche, es wäre so gewesen.

Freu dich, dass ich laufen kann, sagte Leo zu mir. Ja, das war der richtige Ansatz:

»Gib mir Fünf, du hast es auf den Punkt gebracht, du schlaues Kerlchen!«

Als er merkte, dass er eine Punktlandung gemacht hatte, sagte er:

»Wenn mich jemand ärgert, bringe ich auch einen witzigen Spruch!« Und er fing an, sich Sprüche auszudenken …

Ich muss immer noch grinsen, wenn ich mich daran erinnere.

Ich denke heute, dass Leo schon damals erste Anzeichen von »Resilienz« gezeigt hatte – jener Fähigkeit, sich selbst am Schopf aus dem Schlamm zu ziehen. Leo war schon damals dabei, ein Stehaufmännchen zu werden.

Hatte ich diese Zeichen schon damals erkannt?

»Ich mache es nach meiner Art!«
Von den geraden Wegen und den verschlungenen
Umwegen

Wie mag es sich anfühlen, jeden Tag Leo zu sein, frage ich mich
neuerdings.

»Setz dich normal hin!«, rutscht es mir über die Lippen, wenn
ich sehe, dass mein Sohn wie ein Schluck Wasser im Stuhl
durchhängt. Sitzen mit geradem Rücken, das ist das A und O
des gesunden Sitzens, weiß doch jedes Kind. Mein Opa musste
noch Stöcke unter seine Unterarme klemmen, damit er beim
Essen nicht auf der Tischkante lehnte.

»Kannst du nicht normal essen? Wir sind im Restaurant und
nicht im Schweinestall«, schimpft Enno, wenn er sieht, dass unser Neuneinhalbjähriger nicht nur jede Erbse mit der Hand he-
rausfischt, sondern auch noch das Kartoffelpüree mit den Fingern zu schaufeln beginnt.

»Schlurf nicht so mit den Füßen, du staubst alles voll. Kannst
du nicht normal laufen?«, fragt Oma Bulgarien, wenn sie mal zu
Besuch ist. Sie kennt sich mit staubigen Straßen gut aus, daher
ist sie verständlicherweise auf Dreck schlecht zu sprechen.

»Musst du immer alle Zäune und Wände anfassen? Du hast
schon ganz schwarze Finger!«, wundern sich Oma und Opa
Deutschland, wenn Leo ihnen stolz unseren Stadtteil vorführt.
Für sie, die Nachkriegsgeneration »Meister Propper«, rufen ver-
dreckte Kinderhände vermutlich Erinnerungen an verwahr-
loste Waisen hervor.

»Kannst du nicht normal spielen?«, brüllt der neue Kumpel, der bei uns zu Besuch ist. Und als ich herbeieile, fragt er empört: »Warum fasst mich Leo immer an, wenn er mit mir redet?«

Ja, ich kann diese Aufregung verstehen, denn Leo bringt uns alle an Grenzen. Er zwingt uns, die Frage zu stellen, was normal ist und was nicht, und wie Erziehung funktioniert. Obwohl wir ihn lieben und wissen, dass Leo »etwas hat«, wissen wir kaum wie dieses »Etwas« sich anfühlt. Denn es kostet viel Zeit und Geduld, sich zu informieren, einzulesen, einzufühlen; es ist mühsam, eine Vorstellung davon zu bekommen, wie ein Kind mit Gehirnschädigungen fühlt und denkt. Und es bleibt, bei allem guten Willen, immer eine Annäherung. Wenn Empathie »Mit-Fühlen« bedeutet, so kann man sich zwar das Innenleben des anderen vorstellen, aber sein persönliches, einmaliges Schicksal kann man ihm nicht abnehmen. Auch wenn dieser andere mein eigenes Kind ist …
Vielleicht wird es eines Tages möglich sein, in den Körper und den Kopf eines Menschen mit Einschränkungen zu schlüpfen, um sein Erleben »in echt« nachzuempfinden. Vielleicht wird es neben den Flug- oder Feuerwehrsimulatoren irgendwann auch die Behindertensimulatoren zu kaufen geben, spätestens dann, wenn die holografische PC-Brille Einzug in unseren Alltag hält.
Noch sind wir nicht so weit. Noch sind wir auf die Gesten, auf die subtilen Botschaften, auf die Gefühlsausbrüche oder gar die klaren Worte von Leo und Seinesgleichen angewiesen.

Das erste Mal, als ich eine Ahnung davon bekam, wie Leo sich in der Gemeinschaft erlebt, war bei meiner ersten Hospitation in seiner alten Schule. »Leo lass das!«, »Leo geh weg!«, »Leo, nein!« Es waren aber nicht die Lehrer oder Erzieher, die seinen

Namen zu einer unverhofften Berühmtheit brachten, sondern die Kinder. Alle schienen ihn zu kennen, auch Schüler aus den anderen Klassen, sogar in der Pause hörte man Leos Namen unerwartet aus irgendwelchen Ecken hervorschallen. Dabei war Leo nicht besonders auffällig, fand ich. Aber auffällig genug für diejenigen, die ihn nicht kannten. Kein Wunder, dass Leo irgendwann sagte: »Ich bin ein Alien.«

Als ich später in der neuen Schule gelegentlich hospitierte, wiederholte sich dieses Gefühl. Die sogenannte »negative Aufmerksamkeit« hatte zwar abgenommen, aber Leos Name war nach wie vor ziemlich präsent. Unser Löwi schien in der Wahrnehmung seiner Klassenkameraden ziemlich häufig ziemlich alles falsch zu machen. In seiner Art zu spielen, interagieren, sitzen, lesen, schreiben, rechnen, turnen, essen – in allen sichtbaren Bereichen war er anders als die Norm.

Wenn man dauernd Angst hat, alles falsch zu machen, kommt man früh oder spät zu der Überzeugung, dass man in dieser Welt verkehrt ist. Kein Wunder, dass Leo im Laufe der dritten Klasse eine Angststörung entwickelte. Und kein Wunder, dass irgendwann seine Verzweiflung bedrohliche Ausmaße annahm:
»Ich bin Schrott!«, »Ich tauge nichts!«, »Ich bin zu dumm für diese Welt«, solche Sätze begleiteten unsere Familie monatelang. (In Extremsituationen bringt Leo bis heute solche Sprüche.)
Es tat weh zu sehen, wie sich das eigene Kind mit der flachen Hand gegen die Stirn schlug oder seinen Kopf gegen die Wand donnerte. »Entschuldigung!« und »Ich kann nichts dafür!« war bald jedes zweite Wort, was wir aus seinem Mund zu hören bekamen. Wofür entschuldigte sich unser Sonnenschein?
Für seine bloße Existenz?

Als Leo eines Tages rebellierte, war ich zuerst wie vor den Kopf gestoßen. Es war, glaube ich, an einem Samstagmorgen, mein Mann war noch nicht vom Dienst zurück.

»Ich bin dagegen affektiv«, erklärt Leo, als ich ihm zum fünften Mal ein Knäckebrot mit Frischkäse aufdränge. Er soll verdammt noch mal nicht nur trocken Brot und Zwieback essen, sondern auch mal ein gesundes Milchprodukt zu sich nehmen!

»Was heißt das? Soll das heißen, dass du gegen Frischkäse allergisch bin?«

»Nein. Nicht allergisch. Das heißt, dass ich affektiv bin. Dass das nicht gut für mich ist.«

»So ein Wort gibt es nicht.«

»Das heißt aber für mich so.«

Ich lache natürlich über seine schlaue Argumentation, aber hinter meinem Lachen verbirgt sich eine gewisse Verbitterung. Bin ich nicht wieder dabei, als Mutter zu versagen, indem ich meinen Neunjährigen nicht dazu bewegen kann, wie jedes Kind, Brot mit Butter, Leberwurst oder Frischkäse zu essen? Ich weiß zwar, dass Leo von klein auf knusprige Backwaren liebt, weil sie wahrscheinlich seine Mundwahrnehmung stimulieren, und ich erlebe immer wieder, wie es ihn schüttelt beim Anblick von schmierigen oder schleimigen Konsistenzen. Trotzdem fällt es mir nicht leicht, seine Bedürfnisse mit meinen Vorstellungen über richtige Ernährung in Einklang zu bringen.

Mein »Das ist gut für dich« ringt mit seinem »Das mag ich nicht«.

Schwierig, diese Balance zwischen dem Respekt gegenüber dem Kind und meinen Pflichten als Erziehungsberechtigte!

Ich kann mich mittlerweile über Leos Bekundungen seines Willens, seiner Resilienz, meistens freuen. Wie zum Beispiel vor einigen Wochen:

Kurz vorm Schlafengehen. Zeit für nur höchstens ein paar Seiten aus dem neuen Buch. Doch Leo breitet seine Arme aus und beginnt, Flugzeuggeräusche zu produzieren. Dabei guckt er mich bettelnd aus seinen großen Augen an.

Klartext: Er möchte anstatt des Vorlesens lieber mit seinen kleinen Flugzeugen spielen. Das Thema »Fliegen« lässt ihn seit Tagen aus irgendwelchen Gründen nicht los.

Da ist es wieder, mein Dilemma. Eigentlich wäre es vernünftiger, wenn ich ihm was vorlese, so würde er besser »herunterfahren« und ganz nebenbei etwas Wissen aufsaugen. Andererseits ist er schon zu müde für neuen Input. Leo würde so oder so eine Stunde lang im Bett hopsen und Selbstgespräche führen, um sich auf seine Art »herunterzufahren«.

Mein Kind merkt mein Zögern. Er schiebt die Unterlippe vor, setzt seinen Erpresserblick auf und beginnt, mich um den Finger zu wickeln.

»Mama, bitte! Spielen ist gut für mein Gehirn, ich weiß das!«, ruft er mit Inbrunst.

Er weiß, dass bei seiner Mutter biologistische Argumente gut punkten.

Leo wird von Tag zu Tag erfinderischer, was seine Ausreden für sein »seltsames Verhalten« betrifft.

»Mein Körper braucht das«, erklärt unser Sohn, wenn er seine Kreise durchs Wohnzimmer dreht, über Sofas und Stühle steigt, mit nackten Füßen Gegenstände berührt, oder mit den Fingern alle Oberflächen ausführlich ertastet.

»Mein Gehirn ist schuld daran, sein Programm ist heute kaputt«, sagt er, wenn die Buchstaben und Zahlen vor seinen Augen wieder tanzen.

»Ich bin so geboren«, erklärt er neugierigen Kindern, die wissen wollen, warum er »sabbert« oder noch nicht richtig lesen kann.

Er ist dabei, ein Anwalt in eigener Sache zu werden.

Für mich als Mutter und Pflegende ist es nicht einfach, loszulassen. Ich zucke immer noch zusammen, wenn ein ärgerliches »Mama, lass mich!« ertönt. Ich muss die Augen zumachen, um nicht sehen zu müssen, wie Leo beim Versuch sich zu waschen, das Badezimmer flutet. Ich muss mich zurückhalten, wenn er den triefenden Waschlappen wirft, auffängt und schreit: »Ich mache es nach meiner Art! Nach meiner Art! Nach meiner Art!«

Ich sage mir, vielleicht ist es eine Art Aufschrei gegen uns Eltern und alle Ärzte, Therapeuten, Erzieher und Lehrer, die Leo seit seiner Geburt eng begleiten. Es ist gleichzeitig eine Art Kompliment an alle, die ihn in seiner Selbstständigkeit so weit gebracht haben: An all die engagierten Menschen aus den Kitas, den ambulanten Praxen, der Reha-Klinik, den Schulen, den Sportvereinen, der Musikvereine. Die Liste ist lang: Da wären mindestens acht PhysiotherapeutInnen, vier ErgotherapeutInnen, drei Logopädinnen, zahlreiche ErzieherInnen und HeilerzieherInnen, vier IntegrationshelferInnen, zwei FörderlehrerInnen, vier Klassenlehrerinnen, drei Musiklehrerinnen, sechs Vereins-Sport-Trainer … Leo könnte locker einen eigenen Hofstaat anführen. Doch irgendwann wiegt jede königliche Krone zu schwer.

Als ich neulich wieder über die Evolutionstheorie recherchieren musste, las ich Leo etwas aus einer spannenden Darwin-Biografie für Kinder vor. Das Einschlafen zog sich hin, Leo forderte ein, gekitzelt und massiert zu werden, die wandernden Muskelschmerzen und der späte Hunger mussten gestillt werden, und als der Halbschlaf ihn endlich ermahnte, murmelte unser Sohn: »Ich habe wissenschaftliche Gründe dafür.«

»Was kann ich alles?«
Von Zauberkräften und anderen ungeahnten Mächten

Es ist der Tag der Fahrradprüfung bei den Drittklässlern.
»Durchgefallen« sagt Leo, als er mich durch das Schultor kommen sieht. Er jammert nicht, wirkt seltsam gefasst.
»Macht nichts«, tröste ich ihn vorsorglich. »Beim nächsten Mal klappt es bestimmt!«
Mir ist sowieso klar, dass diese Prüfung für ihn eine reine Formsache ist. Radfahren gehört nun mal zu den anspruchsvollsten motorischen Anforderungen an Gleichgewicht, Sehen, Koordination, und unser Kind war noch nicht so weit.
Normalerweise hat Leo nach der Schule einen Bärenhunger. Doch an diesem Nachmittag knabbert er lustlos an seinem Müsliriegel, bis er endlich mit der Sprache herausrückt:
»Werde ich denn nie eine Prüfung bestehen?«
»Leo, wie kannst du so etwas denken? Du bist ein schlaues Kind, und das weißt du!«
Leo starrt mich ungläubig an:
»Was kann ich denn alles?«

Da musste ich erst mal schlucken. Was sollte ich antworten? Vor ein paar Wochen hatte er beim Schulschwimmen das Seepferdchen versemmelt – wegen mangelnder Koordination und Angst vorm Tiefen. Bei den letzten Mathe- und Deutsch-Tests durfte Leo sich anderweitig beschäftigen: Während seine Klassenkameraden über den Aufgaben schwitzten, die den Leistungsstand des Jahrgangs abfragten, war unser Inklusionskind Trampolin springen. Wenn die anderen ihre Knobel-Aufgaben selbstständig lasen und lösten, bekam Leo seine eigenen Aufgaben von seinem diesjährigen Integrationshelfer vorgeflüstert, um sie dann mit Hilfe des Rechenschiebers zu bewältigen. Was konnte er also?

»Oh, du kannst vieles!«, fange ich bedächtig an. »Du kannst … tolle Spiele erfinden. Du kannst … super rennen, obwohl du manchmal schlapp bist. Du kannst … wie ein Großer reden. Du kannst genau beschreiben, wie es dir geht, und was du denkst. Das ist ein Talent!«
Leos Brust schwillt an.
»Und noch? Was kann ich noch?«
»Du kannst toll singen. Und ach ja, wie konnte ich das vergessen – du kannst eine zweite Sprache außer Deutsch!«
»Welche denn?«
»Was sprichst du mit Oma und den Cousinen in Bulgarien, wenn wir dort zu Besuch sind?«
»Unsere Geheimsprache. Ja stimmt, das kann ich ja.«

In diesem Moment ging mir ein Licht auf. Wie konnte ich diese wichtige Kompetenz unseres Kindes einfach vergessen? Anders gefragt: Wie viele »normal entwickelte« Gleichaltrige beherrschten eine zweite Sprache, und zwar grammatikalisch richtig und fast akzentfrei? So ging es vermutlich vielen mit unserem Leo – vor lauter Bäumen sah man den Wald nicht. Vor lauter Sorgen um seine Entwicklung, vor lauter Defizit-Reparaturen und Fördermaßnahmen vergaßen wir das ganze Kind.
Dabei hat Leo, haben wir, ein ziemliches Glück mit dem Schweregrad seiner Behinderung. Da er sprechen und laufen kann, vergessen wir häufig, seine unglaubliche Leistung zu würdigen,

die er Tag für Tag erbringen muss: Aufstehen gegen die Schwerkraft, sich anziehen, obwohl sein Körper noch nicht ganz da ist; selbstständig und aufrecht gehen, obwohl er taumelig ist; ankämpfen gegen die Schlappheit und die Koordinationsmängel, und trotzdem beim Unterricht mitmachen, im Schneckentempo Aufgaben erledigen, obwohl die Gedanken davongaloppieren.

Woher nimmt unser Kind also den Mut, sich in den Kontakt mit den »normalen« Kindern zu begeben? Woher nimmt er die Kraft für sein tolles Lächeln und seine kleinen Witze? Woher seine Neugier für die Welt? Was sind seine eigenen Ressourcen, aus denen sich seine Widerstandskraft speist?

Das ist für mich die zentrale Frage, die es von nun an zu beantworten gilt – laut und hörbar für Leo, damit er an sich und seine Zukunft glauben kann.

Neulich fand ich einen Ordner mit verloren geglaubten Notizen aus der Zeit nach Leos Einschulung. In meiner Erinnerung war das eine Phase, in der unser Erstklässler ziemlich viel gemobbt wurde.

Deswegen staunte ich nicht schlecht über folgende Sätze:
»Ich habe viele Freunde!
Ich kann alles, was ich will!
Ich habe die Kraft!
Ich bin ein starker Junge! Ich bin ein Mann!«
Waren das abgelauschte Monologe eines seiner »Star-Wars«-Helden? Oder der Versuch, sich selbst Flügel zu verleihen?
Dann fand ich aber folgendes Zitat von Leo:
»Ich habe die Zauberkraft. Aber nur im Traum.«

Meinen verloren geglaubten Notizen zufolge konnte Leo im »Traumland« perfekt Fußball spielen. Er war dort nicht nur Kapitän der Kindermannschaft bei der Weltmeisterschaft, sondern hatte sogar einen Siegerpokal bekommen, der dringend aus Pappe nachgebaut werden musste. Das Nachbauen des Traumland-Pokals fand allerdings in unserer realen Wohnung statt, auf Leos echtem Kindertisch.

Er schmückt bis heute eins von seinen Bücherregalen.

»Was ist behindert?«
Von der Unschuld der Worte und der Schuld der Gedanken

»Mama, bin ich behindert?«
Das erste Mal, als Leo mir die B-Frage gestellt hat, bin ich fast aus der Haut gefahren. Wer hatte ihm das zugesteckt? Welches sadistisch veranlagte Kind?
Ich zögerte, bis ich schließlich sagte:
»Ja, du bist …. behindert. Aber nur ein bisschen.«
Die Wahrheit musste in kleinen verdaulichen Häppchen serviert werden. Und so sickerte diese Erkenntnis allmählich zu Leo durch, meistens von außen.

Ich erinnere mich gut an den Tag, als die Inspektoren in der neuen Schule waren. Leo kam verstört nach Hause. Die hohen Besucher hatten nämlich mit den Klassenvertretern geredet.
»Weißt du, was die Klassensprecher gefragt wurden, Mama? Ob sie behinderte Kinder in der Klasse haben.«
»Ach ja?«
»Und weißt du, was unserer geantwortet hat?«
»Nein«, antwortete ich ehrlich. Sein Klassensprecher war nämlich einer von den Guten, Sorte »potentieller Kumpel und Beschützer«.
»Er hat gesagt, ja, wir haben ein behindertes Kind.«
Leos Stimme zitterte, seine Augen füllten sich mit Tränen an.

Ich wusste nicht so recht, ob ich auf den Klassensprecher wütend oder ihm eher dankbar sein sollte.

»Ich will aber nicht behindert sein«, heulte Leo trotzig auf.

Ich habe ihn fest an mich gedrückt und geschwiegen. Ich konnte ihm das nicht abnehmen – seine Reise zu sich selbst, die unweigerlich über die anderen führt. Erst durch die Reaktion der Gemeinschaft bekommt man die Rückmeldung – ja, das bist du. Und du bist anders als wir.

Kinder sind schließlich keine Sozialarbeiter, die jedes Wort auf die Waagschale werfen.

Neulich auf dem Schulhof. Einer von Leos Mitschülern, ebenfalls Sorte »potentieller Kumpel«, zeigt uns sein selbst gemachtes Armband.

»Das sieht cool aus«, bewundere ich das Geflecht aus neonfarbigen Gummis. Gar nicht so übel für einen Jungen.

»Nee, das sieht behindert aus!«, verzieht der Mitschüler den Mund. Erst jetzt sehe ich, dass das Armbändchen etwas schief geraten ist.

Ich werfe einen verstohlenen Blick auf Leo, hoffentlich hat er das »B-Wort« nicht gehört.

Leo begutachtet anerkennend das Werk, in seinen Augen muss das eine Meisterleistung sein. Keine Ahnung, ob er das »B-Wort« registriert hat.

Wir fahren mit dem Bus. Auf dem Sitz vor uns – zwei Jugendliche, die sich irgendwelche Spiele auf ihren Telefonen zeigen.

»Ey, was machst du? Bist du behindert? Oder nur bescheuert?«, ruft plötzlich der eine.

»Sorry, Mann«, lacht der andere. »Hab mich vertippt.«

Leo lugt über deren Schulter zu den Spielen, ich weiß nicht, ob er diesen Wortwechsel gehört hat.

Aber ich bin sicher, dass all diese Worte ein Grundrauschen bilden, das einem guten Lauscher wie Leo unmöglich entgehen kann.

Vielleicht nennt man das selektive Wahrnehmung. Aber seitdem wir Leo haben, ist meine Haut dünner geworden. Wo ich früher weggehört habe, lausche ich jetzt genauer hin. Dabei war ich früher nicht so zart besaitet. Was habe ich als Schulkind Witze über »Zurückgebliebene« und »Kretine« erzählt! Wie unbesorgt brachte ich Anmerkungen wie »Idiot« oder »Dummkopf« über die Lippen. Es hat für ein Kind sicher etwas Befreiendes, über die Macken der anderen lachen zu können. So was lenkt wunderbar von einem selbst ab.

Ich finde es auch heute noch witzig, mich selbst als »lahme Ente« oder »blindes Huhn« zu bezeichnen oder jemandem »Tomaten auf den Augen« zu attestieren. Die deutsche und die bulgarische Sprache sind reich an Umschreibungen für Tölpelhaftigkeit.

Politisch korrekt zu sein und Humor zu haben schließen sich häufig aus. Doch bei dem Wort »behindert« zucke ich etwas zusammen. Und dennoch: Ist der Ausdruck wirklich so schlimm? Und wenn ja – was genau stört mich daran?

Ich war in letzter Zeit auf einigen Veranstaltungen, auf denen sowohl Eltern von »Behinderten« als auch Menschen mit Handycaps das Wort ergriffen. Dabei staunte ich immer, wie selbstverständlich von Seiten aller »Betroffenen« von »Behinderten« gesprochen wurde.

Da war zum Beispiel die dreißigjährige Frau im Rollstuhl: Sie war nach eigenen Aussagen »von Geburt an mehrfach behindert« und auf Assistenz angewiesen. Sie berichtete voller Humor und Abgeklärtheit von ihrem beschwerlichen, aber erfolgreichen Weg zur Teilhabe an der Gesellschaft.

Oder der ältere blinde Herr, Mitglied einer großen Volkspartei, der offensiv verlautbaren ließ:

»Wir von der ›Behinderten-Sektion‹ unserer Partei verlangen mehr Dolmetscher für Menschen mit Hörschäden.« Es war nämlich eine öffentliche Diskussionsveranstaltung zum geplanten »Bundesgesetz zur Teilhabe von Menschen mit Behinderung«.

Wenn man politisch wurde, hatte man keine Scheu, diese Selbst-Zuschreibung zu benutzen.

Neulich führte ich deswegen eine Diskussion mit John, einem Kollegen aus England. Er fragte mich, ob ich zufällig die politische Veranstaltung zum Thema »Inklusion« besucht hätte.

»Ja«, sagte ich, »Thema war das geplante Bundesteilhabegesetz.« Ich erläuterte, dass dieses Gesetz alle Beschlüsse der UN-Behindertenrechtskonvention in die Praxis umsetzen soll.

Plötzlich fragt er mich, ob ich denn kein Problem mit dem Wort »behindert« hätte.

»Ja, doch«, erwidere ich, »aber ich bin mir nicht sicher, ob die Worte schuld sind oder unsere Haltung zu den Worten.«

»Die Begriffe sind schon wichtig«, kontert John.

»Soll ich über die Veranstaltung weiter erzählen?«, frage ich, etwas entnervt.

»Natürlich, das interessiert mich sogar sehr.«

Aber Johns Einwand wurmt mich, also frage ich ihn, ob er ein besseres Wort wüsste:

»Nun ja, im angloamerikanischen Raum, der immerhin von zig Millionen Menschen bewohnt wird, spricht man von ›Disabled Persons‹, von ›People with Disabilities‹.«

»Disabled person« klang schon besser als »behinderte Person«, vielleicht weil auf Englisch vieles netter klingt. Menschen mit »Handicap« hört sich auch sympathischer an als »Menschen mit Behinderung«.

Als ich später im Online-Wörterbuch nachschlage, entpuppt sich das Wort »disabled« auch nicht als hundertprozentig politisch korrekt. Es findet Gebrauch in allen Lebensbereichen und bezeichnet lauter defizitäre Zustände: Vom »versehrt« oder »arbeitsunfähig« im Allgemeinen bis »deaktiviert« oder »manövrierunfähig« im militärischen Sinne. In einem Fall fand ich allerdings den Gebrauch sehr begrüßenswert: »Wardisabled«. Könnte als »kriegsuntauglich« oder »kriegsbeschädigt« übersetzt werden, was in beiden Fällen dasselbe zur Folge hat – dass der Mensch nicht an die Front geschickt werden darf.

Das Behörden-Englisch kennt ebenfalls verschiedene Formen von »disabled«: seriosly (schwer), mentaly (geistig), physically (körperlich), learning disabled (lernbehindert) etc.

Bei der nächsten Gelegenheit sprach ich John darauf an. Sowohl das englische D-Wort als auch das deutsche B-Wort bescheinigten der betroffenen Person einen Mangel, der sie unfähig macht, bestimmte Aufgaben zu übernehmen.

»Du hast recht«, sagte John und holte ein neues Argument zu Gunsten der Angelsachsen hervor. »Deswegen geht man vermehrt dazu über, von Menschen mit ›special needs‹ zu sprechen. Menschen mit besonderen Bedürfnissen.«

Ja, diese sprachliche Lösung gefiel mir. Das war Inklusion auf sprachlicher Ebene. Besondere Bedürfnisse blieben nicht nur auf eine abgeschottete Minderheit beschränkt, sondern könnten auf alle möglichen Benachteiligten ausgeweitet werden, die auf verschiedenen Gebieten Zuwendung und Förderung bräuchten.

John hatte recht. Irgendwann musste man anfangen, neue Begriffe anzuwenden.

Die Sprache verändert sich, genauso wie das Leben. Ich versuche mir das praktisch vorzustellen: »Ein Ausweis für Menschen mit besonderen Bedürfnissen.« »Ein Parkplatz für Personen mit besonderen Bedürfnissen.« »Besonderes Bedürfnis der Stufe 1, 2, 3, Buchstabe G (gehbehindert), S (sehbehindert).« »Gibt es denn im angloamerikanischen Raum so etwas wie Pflegestufen?«
Da kommt John ins Grübeln. Nicht, dass er wüsste. Nun ja, in Amerika, da rette sich jeder, wie er kann, je nach Art seiner Versicherung. In Großbritannien gäbe es einen Einheitssatz, den die Familie eines jeden »disabled« bekomme, unabhängig von der Art und Schwere seines »Handicaps«.
Mich dünkt, finanziell sind behinderte Menschen und ihre Angehörigen in Deutschland besser aufgestellt, allein schon durch die Existenz verschiedener Pflegestufen.
Fazit: Wenn es um die Wurst geht, wenn es sich um Gutachten, Anträge, Ausweise, Pflegestufen, Eingliederungshilfen, Testamente, rechtliche Betreuung etc. handelt, leistet das Wort »behindert« offenbar gute Dienste. Wenn die Bürokratie Klartext reden muss – dann muss das »Unwort« herhalten, weil es kurz und griffig ist.

Vielleicht müssen wir weniger mit den Begriffen hadern, sondern unsere Einstellung zum Phänomen »Behinderung« überdenken.
In den nächsten Jahrzehnten wird die Zahl der Menschen mit körperlichen, geistigen und anderen Einschränkungen spürbar steigen. Das ist die Prognose der Politiker und der Behindertenverbände. Grund dafür ist die demografische Entwicklung in

Deutschland und Europa, aber auch die verbesserten technischen Möglichkeiten der stationären Rettungsmedizin und der Geburtshilfe.

Mitten in unserer Gesellschaft wird es immer mehr Menschen mit besonderen Bedürfnissen geben, ob mit niedrigem oder erhöhtem Hilfebedarf, ob jung oder alt. Es kann täglich jeden von uns treffen, dass man plötzlich vom Pflegenden zum Gepflegten wird, oder vom Geldgeber zum Bittsteller »degradiert« wird.

Nicht umsonst wurde das »Bundesgesetz zur Teilhabe behinderter Menschen« von Tausenden Menschen in Deutschland mit Spannung und Hoffnung erwartet.

Leo weiß noch nichts von solchen Gesetzen. Aber er hat ein untrügliches Gespür für wichtige Themen. Als er vor kurzem an einem generationen-übergreifenden Schulprojekt teilnahm, kam er mit einer ungewöhnlichen Frage zurück. Er hatte sich länger mit einer »Seniorin« unterhalten, mit einer Dame mit schlohweißen Haaren und hölzernem Gehstock. Zum ersten Mal hatte er die Gelegenheit, mit einer Zeitzeugin des Krieges zu reden.

»Eine sehr nette Oma«, berichtete Leo. »Sie hat uns spannende Geschichten erzählt.«

Als wir im Bus saßen, fragte er mit einem seltsamen Lächeln: »Was haben die Nazis mit den Behinderten gemacht?«

Nun hatte ihn auch dieser Teil der deutschen Geschichte eingeholt, den Enno und ich bis jetzt sorgfältig verschwiegen hatten.

In den nächsten Tagen berichtete Leo wieder von Auseinandersetzungen mit Kindern aus einer Nachbarklasse. Er hatte sich ausgegrenzt und ausgelacht gefühlt. Ich konnte nicht viel dazu sagen, ich kannte ja die Kinder nicht, auch nicht die Situation.

Zum Schluss überraschte er mich mit folgender Bemerkung: »Jeder Mensch ist doch ein bisschen behindert, oder?« »Ja«, nickte ich. »Jeder hat etwas, was er nicht so gut kann. Und jeder hat etwas, was er besser als die anderen kann.«

Leo hat einige Traumberufe auf Lager: Pilot, Kapitän, Karussell-Tester, Feuerwehrmann, Taucher. Besonders freue ich mich, wenn er verkündet, Clown werden zu wollen.
Es ist kein Zufall, dass Clowns gerne Tollpatsche und Versager darstellen. Ich habe allerdings noch nie erlebt, dass ein physisch unversehrter Clown einen körperlich oder geistig behinderten Menschen verkörpert.
Es ist tatsächlich eine Marktlücke! Ich wünsche mir viel mehr Menschen mit Behinderung, die selbstbewusst den öffentlichen Raum und seine Bühnen betreten. Ich würde viel lauter lachen, wenn ich einen Blindenwitz aus dem Mund eines blinden Menschen hörte, als von den Lippen eines Sehenden. Ich fände es wunderbar, wenn ein spastischer Mensch es wagen würde, als Clown andere bewusst zum Lachen zu bringen. Oder wenn ein Rollstuhlfahrer die Bühne entern und uns »Fußgänger« mit unseren eigenen Vorurteilen und seinem eigenen schwarzem Humor konfrontieren würde.

Ich bin gespannt, welchen Beruf Leo ergreifen wird.

Der Löwe, der nicht brüllen wollte
Von starken Löwen und lahmen Helden

Ich weiß nicht genau, wann Leo mit dem Geschichtenerfinden begann. Vielleicht mit drei Jahren, als er sein Kindergarten-Trauma in einem kleinen Drama nachstellte. Oder mit vier, als er einen Lawinenhund verkörperte, der Menschen aus den Schneemassen befreite. Oder mit etwa fünf Jahren, als sein »Zauberland« seine Tore aufmachte. Unser Kind betrat offenbar die »magische« Phase der Kindheit, von der die Entwicklungspsychologen berichteten. Viele der kleinen Geschichten entstanden während unserer Gespräche auf den langen Wegen zu Kindergärten, Untersuchungen, Therapien, Abenteuer-Spielplätzen, Schulen, während der Wartezeiten in Vorzimmern, Bahnhöfen, Flughäfen. Der Anlass waren meistens ungewöhnliche Situationen oder verunsichernde Erfahrungen. Ich würde sogar behaupten, es waren die Notsituationen, aus denen heraus Leos Drang zu »fabulieren« entstand.

So kam eines Abends »Die Legende vom lahmen Löwen« zu Leo und mir. Es war einer der Samstage, an denen es draußen regnete, mein Kind wieder keine Verabredung hatte, alle telefonischen Anfragen ins Leere liefen, eine Erkältung auszubrechen drohte, seine Fernsehzeit ausgeschöpft war und Papa, Leos bester Spielkamerad, arbeiten musste.

»Wie es wohl Lux geht?«, zeigt Leo auf seinen Plüschlöwen, der auf dem Sofa liegt, alle viere von sich gestreckt.

»Ich glaube, er hat einen anstrengenden Tag hinter sich«, spiele ich den Ball zurück.

»Und warum?«

»Weil er mit seinem Rudel eine weite Strecke zurücklegen musste.«

»Nein, das war gestern. Heute ist etwas anderes passiert.«

»Was denn?«, frage ich zurück.

»Heute gab es das große Wettbrüllen.«

»Unter den Löwen-Kids?«

Leo nickt.

»Na, dann hat Lux ja Glück gehabt, mit seiner tollen Löwenstimme.«

Ich hatte ihm vor längerer Zeit erklärt, wie wichtig das Brüllen für die Löwenmännchen ist. Dass sie mit ihrem mächtigen Stimmorgan nicht nur Feinde und Rivalen vertreiben, sondern auch die Weibchen beeindrucken wollen.

»Nee, Luxi wollte nicht brüllen.«

»Warum denn das?«

»Weil er schlau ist, Mama.«

»Verstehe ich nicht.«

»Er will lieber nicht auffallen. Sonst denken die anderen, er ist stark.«

»Na und? Lass sie doch so denken.«

»Ja, aber dann könnte ihn der Stärkste herausfordern und zerfetzen. Oder er beißt ihm ein Ohr ab und die anderen lachen ihn aus.«

»Und warum ist es besser, wenn er nicht brüllt?«

»Dann merken die, dass Lux schwach ist und Schutz braucht.«

So schnell will ich nicht aufgeben:

»Aber womit redet sich Lux raus, als er nicht brüllen will?«

»Ach brüllt ihr mal!‹, sagt er. ›Ich kriege Halsschmerzen, wenn ich brüllen muss. Und danach kann ich nicht gut schlucken‹.«
»Er lügt ihnen also was vor?«
»Ach, Mama, das ist gutes Lügen. Es gibt gutes Lügen und schlechtes Lügen. Das hast du mir selbst gesagt.«
»Ja, stimmt«, seufze ich. »Gutes Lügen darf man, wenn man es zum Selbstschutz verwendet.«
»So wie Patenonkel, der Rechtsanwalt ist?«
»Ja. So in etwa.«

In den nächsten Tagen nahm die Löwengeschichte immer mehr Gestalt an. Je weiter sie voranschritt, desto mehr übernahm Leo die Führung.

»Nun wissen also alle, dass Lux schwach ist. Hat er jemanden, der ihn beschützen kann?«, hake ich nach.
»Na klar. Den stärksten unter den Löwenjungen. Er freundet sich ja mit ihm an.«
»Und wie heißt er?«, frage ich.
»Rex, so wie der Hund von Kommissar Rex.«
Leo hatte mal in den Ferien bei Oma ein paar alte Folgen gesehen und war schwer beeindruckt, was ein Schäferhund alles konnte.
»Und was ist, wenn Rex mal krank ist? Oder nicht mehr sein Freund sein will?«
»Das ist nicht möglich«, antwortet Leo. »Rex wird immer der Freund von Lux bleiben.«

Um die Story zusammenzufassen: Zuerst sieht es danach aus, als ob der lahme Lux und der kräftige Rex beste Freunde werden. Rex passt auf, dass Lux genug zu fressen kriegt, dass er von den Wasserlöchern genug zu trinken bekommt, dass das Löwenrudel auf ihn wartet, wenn schnell gerannt wird. Einmal wird Lux fast von einem afrikanischen Wüstenhund angegriffen, aber Rex merkt das rechtzeitig und verpasst dem Langohrigen eine Lektion.

»Nur eins verstehe ich nicht«, frage ich irgendwann. »Was hat Rex davon, Lux zu helfen?«

»Er macht es, weil er mit Lux befreundet ist.«

»Aber er ist auch nur ein Löwenkind und hat bestimmt nicht immer Lust, sich um Lux zu kümmern. Warum macht er das? Kriegt er vielleicht größere Fressrationen als Belohnung? Oder kann Lux irgendwelche Dinge, für die er besonders beliebt ist?«

»Ähm! ...«, zögert Leo. »Jetzt weiß ich es! Rex bekommt gute Unterhaltung von Lux.«

»Was kann denn Lux?«

»Er kann toll Tiere nachahmen und lustige Geschichten erzählen. Er plaudert gern herum und unterhält die anderen Löwenkinder.«

»Er ist also so etwas wie der Löwen-Clown?«

»Ja!«, lacht Leo.

Doch bald wendet sich das Blatt, als eine neue Löwin mit zwei Kindern ins Rudel aufgenommen wird. Während ihr Sohn Pranke ein großkotziger Möchtegern ist, scheint die Tochter Lea das netteste Löwenmädchen zu sein, das Lux je gesehen hat. Leider will Pranke unbedingt mit Rex befreundet sein und beginnt, gegen Lux zu intrigieren. Er spricht schlecht über den »lahmen Löwen« und redet allen ein, dass Lux eine Last für die Gemeinschaft sei. Dass sie viel besser jagen könnten, wenn der Langsame nicht dabei gewesen wäre.

Eines Tages, in den Zeiten der großen Dürre, trifft die Löwenfamilie auf ein verfeindetes Rudel. Die Löwenmütter greifen die

Gegner an, wodurch aber die Löwenkinder ungeschützt bleiben. Beste Gelegenheit für die Hyänen, die irgendwo lauern, und nur darauf warten, ein paar schwache junge Löwen zu reißen. Lux spürt voller Angst, dass bald sein Stündlein schlagen wird.

Inmitten dieser Vorahnung wittert Lux ein Hyänenrudel, der heiße Wind weht ihm dessen Gestank herüber.

»Die Hyänen kommen«, ruft Lux,

»Woher willst du das denn wissen, du lahme Ente«, lacht ihn sein Erzfeind Pranke aus.

»Ich weiß es einfach. Ich kann es riechen!«

Lux kann nämlich etwas, was die anderen jungen Löwen nicht können – außerordentlich gut riechen und hören.

»Er ist total übergeschnappt!«, grölt Pranke, und die anderen stimmen in die Häme mit ein, sogar Rex.

Aber Lux gibt nicht auf. Er legt seinen Mähnenkopf auf den trockenen Boden und schreit:

»Es sind sehr viele! Wir müssen etwas tun!«

Die Einzige, die ihm glaubt, ist Lea, das schönste Löwenmädchen.

»Und was ist, wenn Lux recht hat?«, ruft sie. »Hört doch ein Mal auf ihn!«

Doch keiner reagiert.

Da macht der lahme Löwe etwas Verrücktes.

»Ich habe eh nichts zu verlieren«, sagt er laut. »Deswegen habe ich folgenden Vorschlag. Ob ihr mir glaubt oder nicht: In zwei Löwenminuten werden die Hyänen hier sein. Die Stärksten von euch werden sich vielleicht retten, vielleicht auch nicht. Aber wir können versuchen, sie gemeinsam abzuwehren.«

»Wie soll das gehen?«, rufen einige.

»Die Stärksten bilden einen Verteidigungsring um uns Schwächlinge.«

»Und wenn die Hyänen nicht kommen?«, knurrt Pranke.

»Dann könnt ihr mich zerreißen oder verstoßen.«

Ein Geraune geht durch die jungen Löwen. Einige gruppieren sich um die Kleineren und Schwächeren, andere bleiben hinter Pranke stehen.

Rex ist unentschlossen.

Und dann hören sie das Kichern der Hyänen. Sie sind viele und rennen sehr schnell.

»Ich bleibe bei dir«, springt Lea zu Lux und heftet ihre Flanken an seine.

Lux schließt die Augen, in Erwartung seines Todes.

Aber plötzlich spürt er eine unbekannte Kraft in seiner Kehle, etwas bahnt sich seinen Weg durch seinen Rachen. Ein Gebrüll kommt aus ihm heraus, das alles zum Beben bringt. Als Lux die Augen wieder aufmacht, sieht er erstaunt, wie die Hyänen abbremsen, die Köpfe neigen und unschlüssig stehen bleiben. Lux blickt sich erstaunt um. Die anderen jungen Löwen starren ihn mit offenen Mäulern an. Plötzlich schallt aus einem dieser Mäuler ein zweites Brüllen heraus, er erkennt die Stimme von Rex, dann die Stimme von Pranke, gefolgt von den Stimmen von anderen.

So etwas hat die Savanne noch nie erlebt – dass junge Löwen miteinander und nicht gegeneinander brüllen. Die verdutzten Hyänen ziehen den Schweif ein und gehen ein paar Schritte rückwärts, bevor sie sich umdrehen und auf ihren dürren Beinchen die Flucht ergreifen.

»Und Lux?«, frage ich zum Schluss. »Wie ging es ihm nach dem großen Gebrüll? Hat ihm nicht der Hals wehgetan?«

»Ist doch egal Mama!«, sagt mein Sohn und gähnt zufrieden.

»Leo soll mit uns laufen! Nein, mit uns!«
Von steilen Aufstiegen und sanften Ankünften

Die Herbstferien versprachen gut zu werden. Die Online-Wetterdienste stellten goldene Oktobertage in Aussicht, doch Leo freute sich nicht auf die zwei Wochen schulfrei, sondern grämte sich. Der Grund war seine bevorstehende Klassenreise. Seine erste Reise ohne Mama und Papa.

Enno und ich fanden die Idee super: Drei Tage vor Beginn der eigentlichen Ferien würde unser Spross in den Harz fahren, anschließend würden wir ihn dort abholen und eine gemeinsame Wanderwoche als Familie nachlegen. Dass Enno und ich uns auf drei entspannte »kindfreie« Tage freuten, banden wir unserem Schatz natürlich nicht auf die Nase.

»Warum weinst du schon wieder?«, hörte ich Enno am vorletzten Abend vor der Klassenreise. Er war an der Reihe mit Ins-Bett-Bringen und klang latent genervt wegen der seit Tagen anhaltenden Missstimmung.

»Ich mache mir Sorgen um euch!«, höre ich Leo sagen.

»Um uns? Warum denn das?«, wundert sich sein Papa.

»Dass ihr mich vermissen werdet!«

»Ganz bestimmt werden wir dich vermissen, mein Junge. Aber wirst du uns auch vermissen?«

Falsche Frage, mein lieber Gatte.

»Ja«, ruft Leo und weint wieder los. »Ich will hierbleiben. Will nicht mitfahren. Ich springe heimlich vom Bus herunter!«

»Ach Quatsch!«, poltert Enno, »du fährst mit! Du brauchst dir keine Sorgen zu machen. Es sind genug Erzieher und Lehrer dabei, die auf dich aufpassen werden. Du packst morgen mit Mama deinen Koffer und fertig!«

»Ich packe gar nichts«, schreit Leo. »Böser Papa!« Und das Geheule wird noch lauter.

Alarmstufe zwei, Zeit für mich, deeskalierend einzugreifen.

Meine Erfahrung mit Leo hat mich gelehrt, dass es in solchen Situationen nichts bringt, ihm »Mut zu machen«. Verstehendes Zuhören und demonstrative Anteilnahme helfen hier meistens mehr. Nach dem Motto, lass den Tränen vorher freien Lauf, damit die Augen später trocken bleiben.

Ich gehe in Leos Zimmer.

»Hört mal ihr Streithähne«, sage ich. »Lasst auch mal die Frau Mutter zu Wort kommen.« Ich zwinkere Enno zu, in der Hoffnung, er würde mich nicht unterbrechen.

»Leo, wir können dich nicht zwingen, auf die Klassenreise mitzufahren. Wenn das nicht geht, dann bleibst zu Hause.«

»Aber Wiesel, du musst doch arbeiten«, mischt sich Enno ein.

»Ist nicht so schlimm, ich kann die Aufträge verschieben.«

Leo wischt sich die Tränen ab, er wirkt überrascht.

»Aber ihr habt schon bezahlt! Man kann sein Geld nicht zurückkriegen, hat die Klassenlehrerin gesagt.«

»Ist jetzt egal«, sage ich. »Du bist wichtiger als das Geld. Du wirst zwar viel Interessantes verpassen, aber deine Kumpels können dir später erzählen, was die erlebt haben.«

Enno schleicht sich aus dem Kinderzimmer, er hat begriffen, dass gerade die »therapeutische Intervention« stattfindet.

»Ob die auch in dieses Luchs-Gehege gehen, von dem wir mal einen Bericht gesehen hatten?«, erkundigt sich Leo nach ein paar Minuten.

»Keine Ahnung. Wirst du erfahren, wenn deine Mitschüler zurück von der Reise sind«, sage ich.

»Schade, dass ich nicht dabei sein kann«, seufzt Leo und legt seinen Kopf auf meine Knie.

Er scheint wirklich in einem Dilemma zu stecken.

Und so stelle ich meine berühmte Frage:

»Wovor genau hast du Angst, mein Kind?«

Satz für Satz packt Leo aus. Die Liste seiner Sorgen ist beachtlich: die Albträume, das scheußliche Essen, seine lahmen Beine, das Anziehen, aber am schwersten wiegt die Befürchtung, dass jemand sein peinliches Geheimnis lüften würde. Es ist verständlich. Noch nie hatte Leo ein Zimmer und Bad mit jemandem geteilt, der nicht mit ihm eng verwandt ist. Noch nie hatten andere Kinder (außer seiner Cousins) mitbekommen, wo er überall Hilfe benötigt. Seine größte Angst ist, entlarvt und ausgelacht zu werden.

Also rufen wir den Papa herbei und beginnen, Pläne zu entwerfen, wie Leo sein Geheimnis und sein Gesicht am besten wahren kann.

Es sind zähe Verhandlungen. Bis Leo irgendwann abwinkt:

»Ach, macht nix, wenn das meine Klasse erfährt. Die kennen mich ja.«

»Und was ist, wenn jemand aus der anderen Klasse dein Geheimnis herauskriegt?«, spiele ich wieder den Advokatus Diaboli.

»Na ja. Dann erfährt das eben die ganze Schule. Mir doch egal. Dann brauche ich mich nicht mehr zu schämen.«

Und so fährt Leo am übernächsten Tag zu seiner ersten Klassenreise.

Wir hatten ihm eingeimpft, nicht still vor sich hin zu leiden, sondern Alarm zu schlagen, wenn es Probleme gab. Und falls gar nichts mehr ging, würden wir ihn sofort abholen. Zum Glück hat man uns weder angerufen noch vorzeitig um Abholung gebeten. Unser Kind wurde weder von den Gespenstern der Jugendherberge aufgefressen noch hatte er sich am Mittagessen vergiftet; auch schien kein Mitschüler sein Geheimnis herausposaunt zu haben.

Die einzigen Schwierigkeiten, von denen er nachträglich berichtete, ergaben sich am Tag des Großen Ausflugs. Es sollte der höchste Berg in der Umgebung bestiegen werden. Als Belohnung winkten eine herrliche Aussicht über das Tal und eine Bude mit Bratwurst mit Pommes.

Angeführt wurde der Wandertrupp von einem der Förderlehrer, den Leo aus Vertretungsstunden kannte. Der Pädagoge war bekannt für seine schnittige Art, dementsprechend ermahnte er alle zu Beginn der Tour, dass der Zeitplan eng bemessen sei. Etwa eine Stunde nach dem Start fiel ihm wohl auf, dass Leo lieber mit seinen Kumpels plauderte als einen militärischen Wanderschritt an den Tag zu legen.

Gerechtigkeitshalber muss gesagt werden, dass Leo bis dahin nie so eine lange Strecke gewandert war. Wir hatten ihn über die Jahre immer wieder zum Wandern animiert, aber es blieb meistens eine Frage der Tagesform und der individuellen Verfassung.

Als die Klassen an einer Weggabelung ankamen, hatte der Lehrer in die Gruppe gerufen:

»Wenn wir in diesem Tempo weitermachen, müssen wir gleich umdrehen. Wollt ihr das?«

»Nein«, riefen die Schüler zurück.

Nach einer kurzen Unterredung unter den Lehrern wurde verkündet, dass Leo und ein anderes, etwas langsames Mädchen mit Leos Schulbegleiter zurück zur Hütte wandern würden.

»Ich hätte es geschafft. Wirklich!«, beteuerte Leo im Nachhinein. »Ich hätte vielleicht nur ein bisschen länger gebraucht.« Er war jedenfalls wild entschlossen, es zu schaffen.

Natürlich war er unglücklich, als das andere Mädchen und er den Rückkehrertrupp bilden mussten. Sie waren schon an der Hand des Betreuers und wollten losmarschieren, als sich folgende Szene abspielte:

Simon Sonnenschein und ein anderer Kumpel aus seiner Klasse traten zur Seite und sagten:

»Wir gehen mit Leo mit. Wir wollen auf keinen Fall den Berg ohne ihn besteigen.«

»Ich gehe auch, ich auch«, folgten ihnen zwei andere. Nach und nach gesellten sich immer mehr Schüler aus Leos Klasse zum Rückkehrer-Trupp, bis der verblüffte Förderlehrer ohne Klasse dastand.

»Er ist gar nicht so übel, Mama«, erzählte Leo mit glänzenden Augen. »Ich dachte, er wird böse und fängt an zu schimpfen. Weißt du, was er gemacht hat? Er hat laut gelacht. Dann hat er seine Wanderkarte ausgepackt und zu den Lehrern der anderen Klasse gesagt: ›Tja, ich glaube, ich muss mit meinen Schülern ein anderes schönes Ziel wählen. Vielleicht finden wir einen Gebirgsbach oder einen schönen See in der Umgebung.‹«

Ich weiß nicht, wer am Abend beim Lagerfeuer mehr zu erzählen hatte: die Bezwinger des Berges oder die Bachläufer. Leos Klasse hatte nämlich einen herrlichen Bergbach entdeckt, dessen Lauf sie gefolgt waren, Pausen auf sonnigen Wiesen gemacht und kleine Staudämme gebaut.

Trotzdem frage ich mich bis heute, was richtig und was falsch gelaufen war bei der Planung dieser Klassenreise. War es richtig, eine Bergwanderung mit einem Kind wie Leo einzuplanen? Man hätte natürlich schon im Vorfeld auf eine solche Aktion verzichten können. Andererseits: Müssen etwa vierzig Kinder aus der Norddeutschen Tiefebene auf die seltene Begegnung mit der Bergwelt verzichten? Zu Gunsten eines einzigen Schülers, für den ein solches Ziel nicht realistisch erscheint? Scheint mir auch nicht richtig.

Was ich weiß, ist, dass etwas versäumt wurde. Die Lehrer hätten uns Eltern und auch unser Kind in die Vorbereitung einbeziehen müssen. Einfach miteinander reden, darüber was möglich und was unrealistisch ist, das hätte uns alle weitergebracht. Dann hätte womöglich der Zeitplan anders ausgesehen. Denn sogar manch ein Rollstuhlfahrer kann Berge besteigen – nur bedarf es anderer Planung und Ressourcen.

Bei unserer anschließenden Harzreise zu dritt haben wir es tatsächlich mit Leo auf diesen Berg geschafft. Hin zu Fuß, zurück mit der Seilbahn. Die Aussicht fand er wunderbar, die Bratwurst auch. Aber besonders stolz war er, uns »seinen« Gebirgsbach zu zeigen, der seiner Meinung nach jetzt seiner Klasse gehörte. Zwei der Staudämme, die er und ein anderer Junge gebaut hatten, waren sogar noch zu sehen.

Als wir den Weg zurück zu unserer Ferienwohnung antraten, Enno voran, Leo mit seinem langen Stock in der Mitte, und ich, lahme Ente als Schlusslicht, musste ich an meine erste Bergwanderung in Bulgarien denken.

»Beim Wandern ist es so«, hatte unser wettergegerbter Bergführer erklärt, »nicht der mit den längsten Beinen bestimmt das Tempo, sondern der mit den kürzesten.«

Darwins Lächeln
Von den Werkstätten der Zukunft

»Papa, was ist wichtiger? Einen Beruf zu haben oder eine Frau?«, fragte unser Sohn neulich.

Ich war währenddessen auf der erwähnten Info-Veranstaltung zum Bundesteilhabegesetz, die in einer der Behinderten-Werkstätten der Stadt stattfand.

»Und was meinst du, Leo?«, fragte mein Mann zurück.

»Ich glaube, Frau haben ist wichtiger«, lautete die Antwort.

Wenn unser bald Zehnjähriger über seine Zukunft nachdenkt, was er neuerdings häufig tut, spielt die Familienplanung allerdings eine untergeordnete Rolle. Viel mehr beschäftigt ihn die Frage, welchen Beruf er ergreifen könnte. Lange Zeit stand Pilot an erster Stelle, bis Leo begriff, dass er die Aufnahmeprüfungen kaum schaffen würde. An Tagen voller Selbstbewusstsein möchte er nun als Kapitän arbeiten, an Tagen der Bescheidenheit als Feuerwehrmann oder Karussell-Betreiber.

Aber nach einem Wochenendausflug an die Ostsee, entdeckt Leo eine neue Alternative für sich. Als wir am Montag früh alle drei in die Arbeitswoche aufbrechen wollen, seufzt unser Sohn von seiner Bank im Flur her:

»Kann ich nicht einfach nur Fischer werden?« Er lehnt sich zurück, die Schultern hängend, die Schuhe in den Händen haltend, und starrt in die Luft. Als ob er die halbe Nacht über seine

Zukunft gegrübelt hätte. »Dann würde ich immer mit meinem eigenen Bötchen herumfahren …«

»Eine gute Idee«, lobe ich, die nicht mal ein Tretboot ohne Rettungsweste besteigt.

»Ja, kein schlechter Plan«, echot Enno. Obwohl er eine Wasserratte ist, klingt er nicht gerade begeistert.

»Gibt es überhaupt noch Fischer?«, fragt unser Zweifler.

»Kommt darauf an, wo man lebt. In manchen Orten gibt es viele, in anderen weniger.«

»Und wie viel verdiene ich als Fischer? Kann ich mir davon eine … Garten-Modelleisenbahn leisten?« Eine LGB-Bahn, die durch den eigenen Garten rattert und dampft, ist eine kostspielige Angelegenheit, daher für Leo das Maß der finanziellen Dinge.

»Kommt drauf an, ob du nur Sprotten fängst oder auch ein paar fette Schweinswale, die du an die Japaner verkaufen kannst«, witzelt Enno.

»Die Wale sind unter Naturschutz, Papa«, kanzelt Leo ihn ab.

»Ich werde nur Angeln auswerfen, oder höchstens ein kleines Treibnetz einsetzen.«

Als das Thema erschöpft scheint, legt Leo nach:

»Um Fischer zu werden, muss man nicht lesen können, oder Mama?«

Natürlich fragen uns mein Mann und ich, welche Zukunft unser Sohn vor sich hat. Schafft er einen Schulabschluss? Findet er eine Berufsausbildung, mit der er klarkommt? Wird er auf dem ersten Arbeitsmarkt arbeiten können oder in einer der Werkstätten, wo er, sagen wir, Modelleisenbahn-Schienen zusammenlöten müsste, was eigentlich keine schlechte Idee wäre. Vielleicht sollte er eine eigene Werkstatt für Modelleisenbahn-Zubehör aufmachen.

An sehr guten Tagen träumen wir von einem Abitur auf dem zweiten Bildungsweg oder gar von einem Studium, mit dessen Hilfe Leo seine zahlreichen Ideen umsetzen könnte. An weniger guten Tagen sind Enno und ich Verfechter des bedingungslosen Grundeinkommens, das hoffentlich kommen wird. Wovon wir Eltern am liebsten träumen, ist, dass Leo eines Tages ein eigenständiges und würdiges Leben führen kann, und Menschen um sich hat, die ihn verstehen, lieben und beflügeln.

Zurzeit verschlinge ich biografische Berichte über Persönlichkeiten, die trotz ihrer körperlichen oder sonstigen Einschränkungen ihre Fähigkeiten in einer sinnvollen Tätigkeit entfalten durften: egal ob der Sinn dieser Tätigkeit sich nur dem betroffenen Menschen oder der Gemeinschaft erschließt. Ist ein Leben, in dem man seine Anlagen verwirklichen kann, erfüllt?

Auch ein Mensch, dessen Körper oder Geist von vermeintlichen Grenzen »behindert« ist, kann Schlupflöcher im engen Maschendraht des Lebens finden: Ob durch bloßes Partizipieren, ob durch eigenes Denken, Gestalten, Entwerfen, oder durch das Erschaffen von neuem Leben. Ich frage mich, ob diese Entfaltung von Fähigkeiten trotz widriger Umstände nicht ein beachtliches Beispiel für die große Anpassungsfähigkeit des Menschen im evolutionären Sinne darstellt. Die von Darwin entdeckten Finken auf den Galapagos-Inseln können die Größe ihrer Schnäbel je nach »Wetterprognose« ändern. Zeichnet sich eine längere Dürre ab, werden ihre Schnäbel länger und härter, steht eine Nässeperiode bevor, verkürzen sich die Schnäbel, weil die Pflanzensamen weicher geworden sind.

Wir, als denkende und fühlende Sozialtiere, haben den technischen Fortschritt so weit vorangetrieben, dass Menschen, die nicht schreiben, lesen oder rechnen können, es theoretisch könnten, wenn ihnen entsprechende Apps und Anleitungen zur Verfügung stünden. Immobile Menschen können mittlerweile mit Hilfe der Finger- oder Augenbewegungen Texte erzeugen; bald werden wir mit unserer Stimme Autos steuern oder Putzroboter befehligen können. Alles eine Frage der Zeit und des Geldbeutels.

Vielleicht ist der Fortschritt irgendwann so weit, dass man mit bloßen Gedanken die Dinge in seiner Umgebung bewegen kann – was für eine Erleichterung für Menschen mit mehrfachen schweren Behinderungen – oder mit Erkrankungen wie das »Locked-In-Syndrom«!

Was würde wohl Darwin heute denken, wenn er die Forschungsergebnisse seiner Kollegen, der modernen Evolutionsbiologen, kennen würde? Wahrscheinlich würde er erleichtert in seinen Bart hinein lächeln: Die Evolution scheint es nicht nur zu geben, sondern sie scheint – so die Hinweise – in vielen Fällen rasant vonstatten zu gehen. Das ist nicht nur bei den Finken, Mönchsgrasmücken oder den Buntbarschen der Fall, auch der Mensch scheint noch im Werden begriffen zu sein. Zum Beispiel rätseln die Evolutions-Anthropologen, warum die Zahl der Individuen zunimmt, die das Gen des Dicken Haares in sich tragen. Reagieren damit unsere »egoistischen« Gene auf die Tatsache, dass Menschen mit »Löwenmähnen« angeblich sexuell attraktiver sind und folglich mehr Kinder haben können?

Vielleicht tragen wir in uns noch nicht entschlüsselte Gene für Empathie, Kooperation und Ethik, die je nach äußeren Bedingungen ausgebaut oder unterdrückt werden können.

Vielleicht.

Vor ein paar Wochen bekam ich eine heiß erwartete Antwort von einem der bekanntesten internationalen Löwenforscher. Ich hatte ihn kontaktiert mit der Frage, ob er aufgrund seiner langjährigen Studien sagen kann, wie der »König der Tiere« mit seinen behinderten Artgenossen umgeht. Seine E-Mail war einerseits wenig überraschend: So lange die Neugeborenen unter der Obhut der Mutter stehen und von einer Höhle zur nächsten »mitgeschleppt« werden, sind Löwenbabys mit körperlichen Gebrechen einigermaßen sicher. Doch sobald sie hinausmüssen, zusammen mit dem Rudel, werden diejenigen, die nicht laufen können, zurückgelassen … Andere Löwenkids jedoch, die nur »kleine« Gebrechen haben – wie ein verkrüppeltes Ohr oder einen abgebrochenen Schwanz – werden wie »normale« Löwenjungen behandelt.

Überraschend fand ich folgende Beobachtung: Bei den erwachsenen Löwen werden Beeinträchtigungen der Mobilität durchaus geduldet. Es kommt vor, dass ein Löwe mit einem gebrochenen Bein oder einer ausgekugelten Hüfte leben muss. Dieses Mitglied muss dann zwar hinter dem Rudel hertrotten und kann nicht an der Jagd teilnehmen, aber es darf sich an der Beute beteiligen und kann sich trotz seines »Schmarotzertums« der Zuneigung des Rudels erfreuen.

Insgesamt, so das Fazit des Forschers, zeigen Löwen – so wie andere soziale Tiere – durchaus eine Toleranz gegenüber benachteiligten Artgenossen, Hauptsache, diese können selbstständig laufen.

Was ich den Löwenforscher natürlich nicht gefragt habe ist: Wenn es den E-Rollstuhl für Löwen gäbe, dürften dann immobile Artgenossen durch die Reviergebiete mitziehen?

Leo will wissen, ob Löwen eine Art riesige Katzen sind, und ich bejahe es. Während er nachdenklich einen unserer Kater betrachtet, fragt er:

»Weiß mein pelziger Bruder, dass die Löwen seine Cousins sind?«

»Ich glaube nicht«, sage ich, entzückt über diese Frage. »Er weiß, dass er Hunger hat, aber wohl kaum, dass er zu der Familie der Katzen gehört.«

»Und warum nicht?«

»Weil Pelzi nur ein Tier ist.«

»Meinst du?«, murmelt Leo. »Vielleicht ist Pelzi einfach ein bisschen dumm im Kopf, oder?«

Ich muss grinsen. Tatsächlich gilt Pelzi bei uns als etwas »auffällig« im Vergleich zu seinem pfiffigen Bruder Mauzi. Pelzi ist tollpatschig, er fällt viel häufiger vom Stuhl, rempelt dauernd Gegenstände an, kann beim Füttern nicht warten, klettert notorisch auf den Küchentisch und will immerzu gekrault und geknuddelt werden. Er ähnelt in gewisser Weise unserem Sohn. Leo streichelt über Pelzis glänzendes Fell und sagt großmütig: »Macht nichts, Bruder. Jeder ist ein bisschen behindert!«